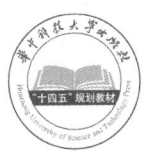

卫生职业教育"十四五"规划护理专业新形态一体化教材

供护理、助产及相关专业使用

U0756350

护理礼仪与人际沟通

主　编　李　莉　邓翠珍　宋　丹

副主编　宋定秀　曹淑媛　冯　庆　林　琳　谭　林

编　者　（按姓氏笔画排序）

邓翠珍　（湖南护理学校）

冯　庆　（重庆理工职业学院）

庄佩燕　（揭阳市卫生学校）

刘　园　（邓州市职业技术学校）

刘　娟　（湖北航天医院）

关明燕　（广东省东源卫生职业技术学校）

孙晓理　（滕州市中等职业教育中心学校）

李　莉　（成都铁路卫生学校）

李晓花　（台江县中等职业学校）

杨素夏　（云南临沧卫生学校）

闵　娇　（武汉市第二卫生学校）

宋　丹　（湖北职业技术学院）

宋定秀　（云南临沧卫生学校）

陈　铖　（重庆理工职业学院）

苗　雨　（山东省青岛第二卫生学校）

林　琳　（广东省潮州卫生学校）

周　晨　（云南临沧卫生学校）

曹　瑞　（重庆工业管理职业学校）

曹淑媛　（湖南护理学校）

龚丽君　（常州卫生高等职业技术学校）

韩　俊　（成都铁路卫生学校）

谭　林　（重庆科创职业学院）

华中科技大学出版社

中国·武汉

内 容 简 介

本教材是卫生职业教育"十四五"规划护理专业新形态一体化教材。

本教材共包括十个项目,项目一到项目五主要介绍护理礼仪、护士的仪容仪表礼仪、护士的仪态礼仪、护士的交往礼仪和护理礼仪在工作中的运用。项目六到项目十主要介绍人际沟通与人际关系、语言沟通、非语言沟通、沟通技巧和人际沟通在护理工作中的运用。另外,本教材还通过实训指导夯实项目学习,使理论能结合实践,以获得更好的学习效果。本教材包括纸质教材和配套数字资源内容,纸质教材具有目标明确、内容充实、案例丰富、指导性强的特点,配套数字资源内容包括 PPT、彩图、微课视频、在线答题等内容,丰富生动,教师和学生在使用和学习时可以不受时间与空间的限制。

本教材可供护理、助产及相关专业使用。

图书在版编目(CIP)数据

护理礼仪与人际沟通 / 李莉,邓翠珍,宋丹主编. -- 武汉 : 华中科技大学出版社,2025. 8. -- ISBN 978-7-5772-1980-6

Ⅰ. R47

中国国家版本馆 CIP 数据核字第 20258KE491 号

护理礼仪与人际沟通

Huli Liyi yu Renji Goutong

李　莉　邓翠珍　宋　丹　主编

策划编辑:罗　伟
责任编辑:何家乐
封面设计:廖亚萍
责任校对:阮　敏
责任监印:曾　婷

出版发行:华中科技大学出版社(中国·武汉)　　电话:(027)81321913
　　　　　武汉市东湖新技术开发区华工科技园　　邮编:430223
录　　排:华中科技大学惠友文印中心
印　　刷:武汉市洪林印务有限公司
开　　本:889mm×1194mm　1/16
印　　张:8.5
字　　数:276 千字
版　　次:2025 年 8 月第 1 版第 1 次印刷
定　　价:35.00 元

卫生职业教育"十四五"规划
护理专业新形态一体化教材

丛书编委会

网络增值服务

使用说明

欢迎进入华中科技大学出版社图书中心

1 教师使用流程

（1）登录网址：http://bookcenter.hustp.com （注册时请选择教师用户）

注册 ▷ 登录 ▷ 完善个人信息 ▷ 等待审核

（2）审核通过后，您可以在网站使用以下功能：

下载教学资源　　建立课程　　管理学生　　布置作业　查询学生学习记录等

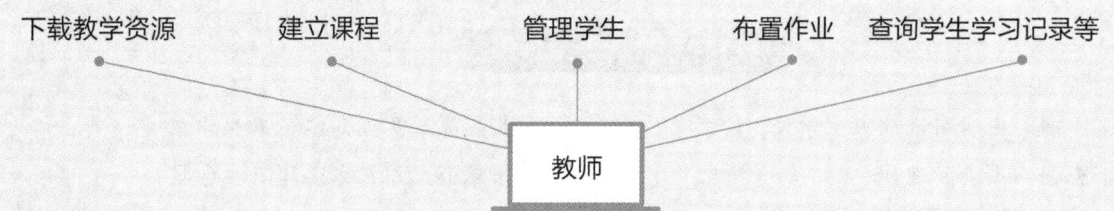

教师

2 学员使用流程

（建议学生在PC端完成注册、登录、完善个人信息的操作）

（1）PC端学生操作步骤

①登录网址：http://bookcenter.hustp.com（注册时请选择普通用户）

注册 ▷ 登录 ▷ 完善个人信息

②查看课程资源：（如有学习码，请在"个人中心—学习码验证"中先通过验证，再进行操作）

选择课程

首页课程 ＞ 课程详情页 ＞ 查看课程资源

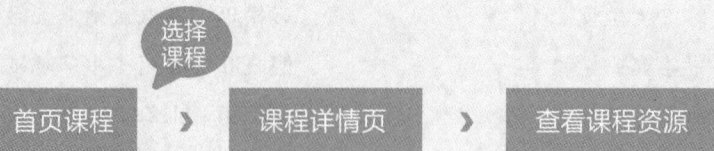

（2）手机端扫码操作步骤

手机扫码 ⇢ 登录 ⇢ 查看数字资源

注册

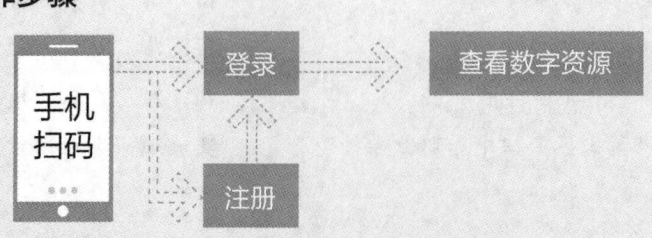

总序

　　职业教育是国民教育体系和人力资源开发的重要组成部分。中共中央办公厅、国务院办公厅印发的《关于深化现代职业教育体系建设改革的意见》指出,要以习近平新时代中国特色社会主义思想为指导,深入贯彻党的二十大精神,坚持和加强党对职业教育工作的全面领导,把推动现代职业教育高质量发展摆在更加突出的位置。

　　随着健康中国战略的不断推进,党和国家加大了对卫生人才培养的支持力度。新形势下卫生职业教育秉持着"以服务为宗旨,以就业为导向"的指导思想,取得了长足的进步与发展,为国家输送了大批高素质应用型医药卫生人才。

　　根据《"十四五"职业教育规划教材建设实施方案》,为进一步贯彻落实文件精神,适应护理专业职业教育改革发展的需要,充分发挥教材建设在提高职业教育人才培养质量中的基础性作用,在广泛调研卫生职业教育的实际需求后,在全国卫生健康职业教育教学指导委员会和部分中高等职业院校领导的指导下,华中科技大学出版社组织全国40余所医药类中高等职业院校的近200位老师编写了本套卫生职业教育"十四五"规划护理专业新形态一体化教材。

　　本套教材充分体现了新一轮教学计划的特色,坚持以就业为导向、以能力为本位、以岗位需求为标准的理念,遵循"三基"(基本理论、基本知识、基本技能)、"五性"(思想性、科学性、先进性、启发性、适用性)、"三特定"(特定目标、特定对象、特定限制)的编写原则,充分反映各院校的教学改革成果。教材编写体系和内容均有所创新,着重突出以下编写特点。

　　(1) 紧跟"十四五"教材建设工作要求,引领职业教育教材发展趋势,密切结合最新专业目录、专业教学标准,以岗位胜任力为导向,参照高素质应用型医药卫生人才的培养目标,提升学生的就业竞争力,体现鲜明的卫生职业教育特色。

　　(2) 有机融入思政教育,结合专业知识教育背景,深度融入思政元素,注重加强医者仁心教育,对学生进行正确价值引导与人文精神滋养。

　　(3) 强调"岗课赛证融通"的编写理念,选择临床典型案例,强化技能培养,紧密衔接最新护士执业资格考试大纲,提高岗位胜任力,注重吸收行业新技术、新工艺、新规范,突出体现"医教协同、理实一体"的教材编写模式。

　　(4) 采用"互联网+"思维的教材编写模式,增加大量数字资源,构建信息量丰富、学习手段灵活、学习方式多元的新形态一体化教材体系,推进教材的数字化建设。

　　本套教材得到了各相关院校和领导的高度关注与大力支持,我们衷心希望本套教材能为新时期卫生职业教育的发展做出贡献,并在相关课程的教学中发挥积极作用,得到广大读者的青睐。相信本套教材在使用过程中,通过教学实践的检验和实际问题的解决,能不断得到改进、完善和提高。

卫生职业教育"十四五"规划护理专业新形态一体化教材
丛书编委会

前言

　　为深入贯彻党的二十大精神及全国教育大会精神,适应卫生职业教育发展需求,本教材遵循"必需、够用、适用"的原则,紧密对接国家卫生健康委员会相关规定及最新行业标准,通过系统构建护理礼仪与沟通技能知识体系,实现专业标准、职业要求与职业院校学生认知规律契合。

　　本教材共包括十个项目。项目一到项目五主要介绍护理礼仪的相关内容,包括护理礼仪的概述、仪容仪表礼仪、仪态礼仪、交往礼仪和护理礼仪在工作中的应用。项目六到项目十主要介绍人际沟通与人际关系、语言沟通、非语言沟通、沟通技巧和人际沟通在护理工作中的运用。另外,本教材还通过实训指导夯实项目学习,使理论能结合实际,以获得更好的学习效果。

　　本教材采用"纸质＋数字"融合出版模式。纸质教材具有目标明确、内容充实、案例丰富、指导性强的特点;数字资源包括 PPT、彩图、微课视频、在线答题等内容,丰富生动,教师和学生在使用和学习时可以不受时间与空间的限制。

　　本教材在编写过程中得到了参编院校领导的高度重视及大力支持,以及参编老师的辛苦付出,在此致以诚挚的谢意。由于编者学识水平和能力有限,加上时间仓促,书中难免有疏漏和不足之处,殷切希望各位同仁和读者批评指正,以便本教材进一步修订完善。

编　者

目录

护理礼仪

PPT 项目一

【知识目标】

掌握礼仪的基本原则、护理礼仪的特征及其培养方法;熟悉礼仪的特征、学习礼仪的意义和护理礼仪的作用;了解礼仪的起源和发展。

【能力目标】

能说出护理礼仪的概念,懂得礼仪在人际交往中的重要性,并能灵活地将护理礼仪运用于工作中。

【思政目标】

将规范的礼仪内化为自身的行为习惯,做到习礼、守礼、重礼。

项目导言

先贤有言:不学礼,无以立。礼仪是中华传统美德宝库中的一颗璀璨明珠,是中国古代文化的精髓。礼仪是指在人际交往、国际交往等社会活动中,用于表示尊重、善意、友爱的行为规范和惯用形式。随着社会对健康需求的提升,患者对护理工作提出了更高的要求,护士的素质形象、行为举止体现着医院的整体形象与服务水平。因此每一位护士都有责任和义务学习和传承礼仪,应具备职业礼仪素养,不断加强自身修养,为患者提供优质服务。

任务一 礼仪概述

案例引导

小李被某医院聘用为消化内科护士,第一天她提前20分钟到岗,穿上工作服和护士鞋,佩戴好工牌,头发用网套扎好,全身上下干净整洁。她按照护士长分配的工作任务做好准备,热情地与每一位同事打招呼。在年长同事带领下进入病房工作,虚心请教学习,主动询问患者情况,倾听患者的建议和意见,帮助患者解决力所能及的问题。

问题:

1.小李上班第一天的表现如何?

2.小李的做法满足了礼仪的哪些要求?

礼仪文明作为中国传统文化的重要组成部分,对中国社会有着广泛而深远的影响。在当今社会交往中,礼仪仍然是必不可少的行为规范,是国际交往中必须遵守的行为准则,每个人都应具备懂礼、重礼、守礼的基本素养。

一、礼仪的基本概念

随着时代的变迁、社会的进步和人类文明程度的不断提高,礼仪的内涵在对古代礼仪扬弃的基础上不断推陈出新,与时俱进,形成了一套完整的礼仪思想和礼仪规范,内容更加完善合理,形式更加丰富多彩。其中与礼相关的词最常见的是礼、礼貌、礼节、礼仪,大多情况下,它们易被混用,但从内涵上来看,它们之间既有区别又有联系。

(一)礼、礼貌、礼节与礼仪

1.礼 本意为敬神,后引申为敬意的通称,主要表达敬意的态度。礼还特指奴隶社会、封建社会等级森严的社会规范和道德规范。《中国礼仪大辞典》将"礼"定义为特定的民族、人群或国家基于客观历史传统而形成的价值观念、道德规范以及与之相适应的典章制度和行为方式。礼的含义比较丰富,它既可以指为表示敬意和隆重而举行的仪式,也可泛指社会交往中的行为准则,是人们在长期的生活实践中约定俗成、共同认可的行为规范。礼的本质是"诚",有敬重、友好、谦恭、关心、体贴之意。"礼"是人际乃至国际交往中相互表达尊重、善意和友好的行为。

2.礼貌 指人们在待人处事时,为表达对他人的尊重,在仪表及言谈举止上表现出的谦虚、恭敬和友好的态度,是个人在待人接物时的外在表现。礼貌反映了时代的风尚与道德水准,体现了人们的文化层次和文明程度,是人与人接触交往中相互表达敬意和友好的行为准则和精神风貌。在现代社会,使用礼貌用语,对他人态度和蔼,举止适度,尊重他人,已成为人们日常行为规范的重要内容。

3.礼节 是人们在交往过程中表现出的尊重、致意、祝愿、慰问或哀悼等符合"礼"的要求的各种行为规则及习惯形式。礼节是礼貌在语言、行为、仪表等方面的具体表现,是对待他人态度的外在呈现,是礼仪的重要组成部分。目前我们常见的握手礼、鞠躬礼、脱帽礼、拥抱礼、介绍礼等,都是现代礼仪的重要内容。不同民族、国家、地区的人们的礼节,从内容到形式都不尽相同。

4.礼仪 是在人际交往中形成并得到共同认可的行为规范、交往准则和程序,涉及穿着、交往、沟通、情感交流等方面的内容。从广义而言,礼仪泛指人们在社会交往中的行为规范和交际艺术。从狭义来说,礼仪特指在较大或隆重的正式场合,为表达敬意、尊重等情感所遵循的合乎社交规范和道德规范的仪式。

(二)礼、礼貌、礼节、礼仪之间的关系

"礼"是一种社会道德规范,是人际交往中的行为准则。"礼、礼貌、礼节、礼仪"都属于礼的范畴。其中,"礼貌"是表达尊重的言行规范,"礼节"是表达尊重的惯用形式和具体要求,"礼仪"是由一系列体现礼貌的礼节所构成的完整过程。"礼貌、礼节、礼仪"三者尽管名称不同,但都是人们在相互交往中表达尊重、友好、敬意的行为,其本质都是尊重与关心他人。三者相辅相成,密不可分:有礼貌而不懂礼节,往往容易失礼;谙熟礼节却流于形式,充其量只是客套。礼貌是礼仪的基础,礼节是礼仪的基本组成部分。礼是仪的本质,而仪则是礼的外在表现。礼仪在层次上要高于礼貌和礼节,其内涵更深、更广,即礼仪是由一系列具体的礼貌和礼节所构成的体系。

二、礼仪的起源与发展

中国有五千多年的文明史,是一个文明古国,素有"礼仪之邦"的美誉,习礼、守礼、重礼在中华民族有着悠久的传统,是文明的象征。追溯礼仪的起源与发展,有助于人们更深入地了解礼仪文化。

(一)礼仪的起源

1.源于原始人生存的需要 在原始社会时期,由于生产力水平低下,人类认识和改造自然的能力极为有限,处于一种愚昧状态,对许多自然现象不能做出科学的解释,面对自然灾害,如地震、洪水、火山喷发等,均将其归咎于神灵主宰或魔鬼作祟。为抵御恶劣的生存环境,原始人会采用祷告、膜拜等方法祈求神灵的帮助和保护,由此产生了最初的祭祀活动,这些以祭天、敬神为主要内容的"礼",逐步发展完善后形成了"礼仪"。因此"礼仪"最早在原始社会里是祭祀天地神明,其目的是降福免灾,祈求风调雨顺,希望神灵庇佑人

类的生存和繁衍。

2. 源于原始人交往的需要 在原始社会时期,人类为了生存,必须相互依赖、相互帮助,以群居的方式共存。在这种共存中,人与人之间必然会出现相互影响、相互制约的情况,这迫使人们建立了一系列制度,以此来限制和规范彼此间的行为,调节内部的人际关系,实现内部的平衡与和谐,这就促使"礼"的范围发生本质上的变化,不仅仅局限于祭祀,还扩大到人伦和生活的各个方面。如氏族部落成员在共同外出采集、狩猎中,为了使彼此利益最大化,需要取得彼此的信任和谅解,加强沟通和协作,从而形成特有的、共同认可的行为和动作,最后以风俗、习惯和传统等形式固定并传承下去。

纵观原始社会的"礼",从最早、最简单的以祭天、敬神为主要内容的"礼",到调节社会成员之间的行为关系的"人伦秩序"之"礼",进而到生产劳动中的沟通、协作与交往之"礼"。可见,"礼"并非凭空产生,而是始终围绕"生存"与"交往"两大核心需求展开。而这两大核心需求也成为礼仪在不同历史阶段演变的关键,推动着礼仪向更复杂、更系统的形态发展。

(二)礼仪的发展

中国礼仪在其传承沿袭的过程中不断发生着变革。从历史发展的角度来看,其演变过程可分为五个阶段。

1. 礼仪的起源时期(公元前 21 世纪前) 原始社会是礼仪的萌芽期,在原始社会中、晚期(约旧石器时代)出现了早期礼仪的萌芽。此时期的礼仪较为简单和虔诚,还不具有阶级性。如明确血缘关系的婚嫁礼仪;区别部族内部尊卑等级的礼制;为祭天、敬神而确定的祭典仪式;人们在相互交往中形成的表示礼节和恭敬的动作。

2. 礼仪的形成时期(公元前 21 世纪至前 771 年) 人类进入奴隶社会,统治阶级为了巩固自己的统治地位,以尊君为核心,把原始的宗教礼仪发展成符合奴隶社会政治需要的礼制,礼被烙上阶级的印记。在这个阶段,中国第一次形成了比较完整的国家礼仪与制度,如"五礼"就是一套涉及社会生活各方面的礼仪规范和行为标准。古代的礼制典籍多撰修于这一时期,其中周代的《周礼》《仪礼》《礼记》是中国最早的礼仪学专著,这些著作对后世的治国安邦、行为规范、人格培养等起到极其重要的作用。

3. 礼仪的变革时期(公元前 771 至前 221 年) 西周末期,王室衰微,诸侯纷起争霸。公元前 770 年,周平王东迁洛邑,史称东周。承继西周的东周王朝因失去对诸侯的控制力,已无力恪守传统礼制,最终出现"礼崩乐坏"的局面。春秋战国时期是中国奴隶社会向封建社会转型的时期,在此期间,相继涌现出以孔子、孟子、荀子为代表的思想家,他们均从各自的角度出发,对"礼"做了全面、深刻的研究,革新并发展了礼仪理论。

孔子是中国古代思想家、教育家,他首开私人讲学之风,打破贵族垄断教育的局面。他删《诗》《书》、定《礼》《乐》、赞《周易》、修《春秋》,为历史文化的整理和保存做出了重要贡献。他编订的《仪礼》,详细记录了战国以前贵族生活的各种礼节仪式。孟子把"礼"解释为对尊长和宾客恭敬而有礼貌,即"恭敬之心,礼也",并把"礼"看作是人的善性的发端之一。荀子把"礼"作为其人生哲学思想的核心,把"礼"看作是做人的根本目的和最高理想,即"礼者,人道之极也"。他认为"礼"既是目标、理想,又是行为过程,即"人无礼则不生,事无礼则不成,国无礼则不宁"。管仲把"礼"看作是人生的指导思想和维持国家的第一支柱,认为"礼"关系到国家的生死存亡。

4. 礼仪的强化时期(公元前 221 至公元 1911 年) 在中国长达 2000 多年的封建社会里,尽管不同朝代的礼仪文化具有不同的社会、政治、经济、文化特征,但它们却有一个共同点:一直被统治阶级所利用,是维护封建社会等级秩序的工具。这一时期礼仪的重要特点是尊君抑臣、尊夫抑妇、尊父抑子、尊神抑人。在漫长的历史演变过程中,它逐渐演变为妨碍人类个性自由发展、阻挠人类平等交往、禁锢思想自由的精神枷锁。

5. 现代礼仪的发展(公元 1911 年至今) 辛亥革命以后,受西方资产阶级"自由、平等、民主、博爱"等思想的影响,中国的传统礼仪规范、制度受到强烈冲击。"五四"新文化运动对腐朽、落后的礼教进行了清算,符合时代要求的礼仪被继承、完善、流传,繁文缛节逐渐被抛弃,同时接受了一些国际通用的礼仪形式。新的礼仪标准、价值观念得到推广和传播。

1949 年后,中国逐渐确立了以平等相处、友好往来、相互帮助、团结友爱为主要原则的具有中国特色的新型社会关系和人际关系。改革开放以来,随着中国与世界的交往日趋频繁,西方的礼仪、礼节陆续传入中国,与传统礼仪共同融入社会生活的各个方面,构建了社会主义礼仪的基本框架。许多礼仪从内容到形式都在不断变革,现代礼仪的发展进入了全新的时期。大量礼仪书籍相继出版,各行各业的礼仪规范纷纷出台,礼仪讲座、礼仪培训日趋红火,人们学习礼仪知识的热情空前高涨,讲文明、讲礼貌蔚然成风。今后,随着社会的进步、科技的发展和国际交往的增多,礼仪必将得到新的完善和发展。

护考提示 礼仪的基本原则

三、礼仪的基本原则

礼仪是约定俗成的、人们共同遵守的社会规范。这种社会规范是为维护社会稳定而形成和存在的,它实际上反映了人们的共同利益和要求。礼仪的基本原则是礼仪实践中依据的准则,也是对礼仪实践的高度概括和指导。只有熟悉和掌握礼仪的基本原则,才能抓住礼仪的真谛,并做到触类旁通,不失礼于人。因此,在社会生活中,每一位成员都必须自觉遵守礼仪的基本原则,用礼仪去规范自己的交际言行。

(一)尊重敬人原则

尊重是礼仪的灵魂和基础,尊重包括尊重他人和尊重自己。在人际交往中,只有人与人相互尊重,才能保持和谐的人际关系。敬人就是要求人们在社会交往中做到互尊互敬,友好相待,对他人要尊敬、恭敬。常言道"你敬我一尺,我敬你一丈""敬人者,人恒敬之",只有懂得尊敬别人,才能赢得别人的尊敬。孔子说"礼者,敬人也",意思是礼仪的施行,是为了对别人表示尊敬。因此,不论什么国家、民族、地区,无论什么时间、场合,礼仪总是体现着"尊重敬人"的精神,应常存敬人之心,不可失敬于人,不可伤害他人尊严,不可侮辱他人人格。

知识拓展

曾子避席

曾子避席是《孝经》中的经典故事。曾子是孔子高徒之一,有一次他坐在孔子身边求教,孔子问他:"从前的圣贤帝王具有至高无上的道德,精要奥妙的理论,可以使天下归顺,子民和睦,君王和臣下之间没有怨言。你知道是什么样的道德和理论吗?"曾子听后立即从坐席上站起来,走到席边,恭敬地回答道:"弟子还不够聪慧,哪里能够知道这些深奥的道理,还请老师赐教。"避席的动作虽小,蕴含的道理却深。曾子避席不仅表现了其践行礼法的坚定态度,还向世人彰显出尊师重道的要义,成为世人学习的楷模。

(二)自律适度原则

古人云"己所不欲,勿施于人",说的是自己不喜欢的,也不要强加给对方,这也是礼仪的基础和出发点。自律就是对自己严格要求,约束自己的所作所为,严格按照礼仪规范要求自己,知道自己该做什么,不该做什么。适度原则要求人们在人际交往过程中,应分清对象、时间、场合和身份,注意礼仪应用技巧,把握分寸。如与人交往时既要彬彬有礼,又不能低三下四;既要热情大方,又不能轻浮诌媚;既要自尊,又不能自负;既要坦诚,又不能粗鲁;既要谦虚,又不能拘谨;既要老练持重,又不能圆滑世故。同时还应注意不可过度关心他人,在未得到许可情况下,不可介入他人的生活和工作,避免引起误会。总之,学习和应用礼仪最重要的就是在社会交往过程中,在心中树立起一种道德信念和行为修养准则,做到严于律己,自我要求,自我反省,自我检点。

(三)真诚守信原则

真诚守信是建立良好人际关系的基础。真诚就是待人要做到真心实意、言行一致、表里如一,是一种对人对事的实事求是的态度。守信,强调人要坚守信用。《论语·学而》提到"与朋友交,言而有信"。在社交场合,绝不应拖沓迟到,要守约,说到做到,即古人所说的"言必信,行必果"。真诚是信任的前提,只有建立在真诚基础之上的人际关系才可能是永恒的。守信是真诚的外在表现,它反映着一个人言行之间的内在联系,也能帮助他人判断一个人的真诚。因此,在人际交往过程中,应做到真诚守信、不虚伪、不做作,这样才能赢得他人的尊重和礼待,才能使人际关系更和谐,人际交往更深入,从而构筑长久的理想的人际关系。

（四）宽容平等原则

俗话说"人无完人，金无足赤"。在人际交往中，人与人之间会因文化层次、风俗习惯、职业、年龄等的不同而有不同的处事方法、不同的观点和做法。我们要设身处地为别人着想、善解人意、体谅他人，不能因身份、地位、收入、职业等的不同而使礼仪的使用范围不同，应做到以诚相待、一视同仁，怀有宽容平等之心。若一方产生失礼行为，冒犯了另一方，失礼方应主动道歉，另一方也应以宽容的态度原谅对方，避免出现心存怨恨、过后报复的现象。宽容平等原则要求人们在交际活动中严于律己、宽以待人。总之，在人际交往过程中，应按礼仪要求尊重彼此，不厚此薄彼，说话做事要豁达大度，不计较、不追究。

（五）入乡随俗原则

入乡随俗原则也称为从俗原则，指交往各方应尊重彼此的风俗习惯，了解彼此的禁忌。由于国家、民族、地区以及经济、文化背景不同，礼仪的表现方式也不尽相同，因而出现"十里不同风，百里不同俗"的现象。为体现出对他人的最大尊重，应与当地习惯做法保持一致，不可随意批评和否定他人的风俗习惯。《礼记》中说："入境而问禁，入国而问俗，入门而问讳"，就是为了避免产生不必要的冲突和矛盾，造成人际关系紧张。

四、礼仪的作用

在交往活动中，礼仪是塑造形象的重要手段，将事情做得恰到好处，有利于建立良好的人际关系。人们是否懂得并熟练运用得体的礼仪，是一个人综合素质的体现，也是衡量一个人道德水准的标尺。

（一）规范行为作用

礼仪是人们在长期的生活和社会交往中约定俗成的，人们可以根据礼仪规范来把握与外界进行人际交往的尺度，合理处理好人与人的关系。如果没有这些礼仪规范，人们在交往过程中会失礼于人，因此学习礼仪、遵守礼仪是人生的必修课。用礼仪来规范我们的行为，是非常有必要的，也是现代人的基本素质之一。礼仪的不断发展、完善和强化，是社会文明和社会进步的标志，也是公民精神文明风貌的反映。

（二）促进沟通作用

俗话说"礼多人不怪"。人际交往是从沟通开始的，如果双方都自觉地遵守礼仪规范，就容易沟通感情，获得他人的信任和好感，能更好地维系和发展彼此间的往来，使人际交往变得更加和谐长久。在进行人际沟通过程中，沟通的方式往往多种多样，如举止优雅、语言文明、着装得体、表情友善、语气和谐等，这些都是交往过程中不可或缺的基本要素。当我们用热情的问候、亲切的微笑、友善的目光、文雅的谈吐、得体的举止等来表达对对方的尊重和敬意，能使对方在心理上得到满足和快乐，获得对方的理解和信任，从而避免不必要的冲突。可见，礼仪普遍存在于我们的日常生活与工作中，正确掌握并运用礼仪，可以引起对方的注意，建立一种信任的关系，进行有效信息的传递，进而建立和谐的人际关系。

（三）塑造形象作用

礼仪是一个人内在素质和外在形象的综合体现，是个人塑造美好形象的重要手段。内在素质包括人品、气质、风度、格局等修养，正所谓"腹有诗书气自华"，其形成主要取决于广博的学识和开阔的视野。外在形象是通过仪表服饰、言谈举止等表现出来的视觉形象。因此，在社会交往活动中，交谈讲究礼仪可以变得文明；举止讲究礼仪可以变得高雅；穿着讲究礼仪可以变得大方；行为讲究礼仪可以变得美好。只要讲究礼仪，行事往往会恰到好处，人际关系将会变得更加和谐，生活将会变得更加温馨。如果没有这些礼仪规范，往往会使人们在交往中感到手足无措。

（四）协调关系作用

礼仪犹如社会润滑剂，是联络感情的纽带，是人际交往的桥梁。礼仪能更好地规范彼此的交往行为，帮助人们向对方表达尊重、友好、善意，可使双方在心理上产生安宁、愉悦和满足，进而增进彼此间的了解和信任。通过观察、体验、学习、内省，人们可以约束自己的言语，调整自己的行为，更好地与人交往，从而营造良好的人际环境，促进和谐的人际关系。

(五)社会教育作用

礼仪是社会交往的行为规范与准则,礼仪教育是社会主义道德教育的重要组成部分,体现着社会的文明程度,它通过示范、评价、劝诫等方式纠正人们的不良行为习惯,引导人们自觉遵守当代道德规范和礼仪要求。同时,遵守礼仪规范的人们在无形中起到了榜样示范的作用,潜移默化地影响着身边的亲朋好友,使他们在耳濡目染中受到教育。因此,礼仪有助于人们净化心灵、端正品行、行为向善,提升综合素质,促进和谐社会建设。

五、学习礼仪的意义

(一)促进理想人格的完善

人格的形成和发展主要指人格结构的形成和构建。人格结构既包括行为模式的表层结构,也包括对社会环境的倾向性、心理特征、自我意识等深层结构。学习礼仪会帮助个人树立良好形象,与他人形成融洽的人际关系,最终形成较理想的人格。

(二)构建良好的人际关系

良好的人际关系是个人全面发展和事业成功的必备条件。礼仪以它的文明内涵在人们的交往中起着协调作用,促进良好人际关系的形成和维系。良好的人际关系有助于提高人们的自信心和自尊心,减少孤独、苦闷、寂寞等负面情绪,有益于身心健康。

(三)塑造高雅的公众形象

礼仪是一种修养、一种习惯、一种技巧,是一个人内在素质和外在形象的综合体现,是塑造个人美好形象的重要手段。形象是人通过外观、仪态和言行举止在社交活动中形成的整体印象,是影响交往能否顺利进行及最终成效的重要因素。人们通过提升内在素质,塑造良好的外在形象,充分地展示自己,以形成和谐的人际关系。

(四)升华社会文明水平

社会礼仪是人类社会化的重要内容之一,反映着社会进步和发展的进程。礼仪内容的丰富和文明程度的提高,是文明传承的延续,也是社会进步的重要标志,它表现在人与人之间和谐相处的行为规范,能使人们从内心去追求自我提升,改善社会风气,促进社会和谐发展。

(五)传承中华民族精神,升华礼仪内涵和价值

礼仪文化经过几千年的积淀,已经超越物质形态上的意义,成为一种民族精神的象征。即使时代更迭、空间转换、人物变迁、礼仪形式革新,但礼仪承载的精神内核不会改变,尤其是当传统文化融入现代生活时,礼仪的内涵和价值会进一步升华。

(六)扩大国际交流,增进世界人民的友谊

礼仪是一种文化现象,在形式上存在地域性,但在本质上是没有国界的。在纵向上,它是社会文明的标志;在横向上,它跨越国家、民族、时代的界限,成为全人类的共同财富,即"越是民族的,就越是世界的"。礼仪有利于世界各国的相互理解和交流,建立平等互信的关系,增进国际友谊。

思政课堂

习近平总书记指出:"礼仪是宣示价值观、教化人民的有效方式,要有计划地建立和规范一些礼仪制度,如升国旗仪式、成人仪式、入党入团入队仪式等,利用重大纪念日、民族传统节日等契机,组织开展形式多样的纪念庆典活动,传播主流价值,增强人们的认同感和归属感。"礼仪关乎人格,关乎国格。中华民族自古就以礼仪之邦著称于世,注重树立礼仪之邦的良好形象。我们党历来高度重视对国家重要礼仪的教育与宣传,特别是注重通过礼仪制度褒奖先进,彰显礼仪文化的时代价值。

——人民日报《有的放矢:用礼仪制度增强认同感和归属感》

任务二　护理礼仪与修养

案例引导

　　患者张女士,40岁,会计师,右侧乳房切除术后第一天,晚上因伤口疼痛,烦躁不安,入睡困难,家属见状后咨询护士是否需要打止痛针。家属来到护士站,看见值班护士正有说有笑地接听电话,家属等待其接听完电话后,把情况向护士说明,该护士却很不耐烦地让家属去问医生,说自己不清楚。

　　问题:

　　1.请问该护士的做法对吗? 如果你是当班护士应该怎么做?

　　2.作为一名护士,你觉得应如何塑造良好的职业形象?

　　南丁格尔说过,"护理工作是精细艺术中最精细者",护理是一种专业性很强的职业,护理礼仪则能满足患者的心理需求。在"以患者为中心"的整体护理中,护士不仅要关心患者身体上的疾病,还要关注由身体疾病引发的各种心理反应,把心理护理作为促进患者康复的重要护理手段,让在病痛中挣扎的患者看到生命的希望、生活的美好。因此,护理礼仪是21世纪护士应具备的职业素质之一。

一、护理礼仪的概念

　　护理礼仪是一般礼仪在护理工作中的运用和体现,属于职业礼仪的范畴,是护士在进行医疗护理和健康服务过程中应严格遵守的行为规范和准则,是护士职业素质、修养、行为、气质的综合反映,也是护士职业道德的具体表现。护士应以礼相待,以诚相待,并结合娴熟的护理技术,给予患者细致周到的服务,从而无声地营造完美的医疗护理环境,提高护理服务质量。

二、护理礼仪的内容

　　护理礼仪是建立在一般社交礼仪基础上并融入了护理工作特点的职业礼仪,其内容包括护士仪表礼仪、交谈礼仪、体态礼仪、语言沟通礼仪、非语言沟通礼仪、行为规范礼仪及社交礼仪。良好的礼仪可以体现出护士的文化修养、审美情趣及知识涵养,是个人自尊自爱的表现。护士在工作中注意自己的礼仪,也反映出其爱岗敬业的高度责任心和事业心。礼仪服务还可以为患者营造一个整洁、舒适的治疗环境,同时创造一个友善、亲切、健康向上的人文环境。从一定意义上来说,护理礼仪不仅能完善护士的形象,同时也能塑造医院的良好形象。

护考提示　护理礼仪的特征

三、护理礼仪的特征

(一)规范性

　　护理礼仪是护士必须遵守的行为规范,它是在相关法律、规章制度、守则的基础上,对护士在待人接物、律己敬人、行为举止等方面的规范和要求,护士可以做什么,不可以做什么,都有一定的要求和标准,如我国要求护士在工作期间必须穿护士服和护士鞋,并佩戴工作牌。

(二)综合性

　　护理礼仪作为一种职业文化,体现了护士的综合素质,不仅反映在护士的仪表和外在精神面貌上,而且还是内在道德素养、敬业精神的体现。护理礼仪是护理服务科学性与艺术性的统一,既能体现专业技术原则,又能优化护理服务流程。护理礼仪是人文和科技的结合,护士应在尊重和维护生命尊严的前提下对患者实施护理措施。护理礼仪是生命伦理学和美学的融合,护士应遵守伦理道德的准则和规范,并展现出护士的语言美、操作美等素养。

(三)适应性

护理礼仪的适应性指护士对不同的服务对象或不同文化的礼仪具有适应的能力。不同国家的不同民族、同一国家的不同民族和不同地区的人也存在不同的礼仪文化习俗,不同文化背景的礼仪之间能够相互兼容和相互适应。护士在面对患者时,应尊重患者的宗教信仰、风俗习惯、文化传统等,并在接触、交流中不断适应。

(四)可行性

护理礼仪整体上有原则性和规范性,在细节上又有相应的方式、方法和行为要求。在实践过程中,应注重护理礼仪的有效性和可行性,关注患者需求和护理场景特点,使之成为工作中的行为规范,得到患者的认可。

(五)发展性

随着社会的发展和历史的进步,护理礼仪不断被赋予新的内容以适应新形势下的要求。如目前我国很多医院的护士在工作期间已脱帽,不再佩戴燕尾帽。护理礼仪作为一种职业文化,有自己的职业特色,需要在继承和扬弃既往礼仪成果的基础上,形成现代的护理礼仪。

四、护理礼仪的培养方法

护理礼仪不能靠个人的礼仪观念、礼仪行为自然形成,需要通过后天的学习、培养、训练,才能逐渐养成良好的行为习惯,达到护理礼仪的要求。

(一)加强道德修养

礼仪是社会道德的一种载体,礼仪修养与道德修养是密不可分的。优良的道德品质本身就是一种魅力,护士高尚的职业道德、良好的礼仪修养对改善护患关系、塑造良好职业形象、纠正行业不正之风、实现医疗卫生服务行风的根本好转起着重要作用。因此,护士应自觉培养良好的职业道德观念,加强自己的职业道德修养,关注细节,时时刻刻严格要求自己,遵守护理职业规范,自觉维护良好的职业形象,使道德修养与护理礼仪相互促进,塑造护士的个人魅力。

(二)提高心理素质

现代礼仪要求人们具有良好的心理素质,没有积极的心态,就很难在待人接物上热情主动,更不可能彬彬有礼。患者在心理上会对护士有依赖性,护士要帮助患者在心理上战胜疾病。护士若没有良好的心理素质和健康的心理状态,就很难为患者提供优质且礼貌的服务。

(三)加强主动学习

护理是现代文明社会不可缺少的职业,但又不是一种简单的职业,它是社会科学与自然科学结合的一门综合性应用科学。学习护理礼仪应与其他学科知识有机结合,更好地理解和领悟礼仪在护理工作中的意义,认真研究学习礼仪动作、仪表修饰、体态标准等,并进行自我监督和自我约束,即自我要求、自我控制、自我对照、自我反省,这有助于自身更好地掌握和运用护理礼仪,使自己成为一名知礼、守礼、行礼的"白衣天使"。

(四)注重循序渐进

护士学习礼仪不是一朝一夕的事情,而是循序渐进的过程,不可急于求成。在工作中护士应通过重复运用和反复体验,不断进行自我检查和总结反思,并对自身提出新要求,这样才能真正牢固掌握护理礼仪的规范和要求。

五、护理礼仪的作用

护理礼仪既来源于护理实践,又必须服务于护理工作。这对提高护理服务质量、培养良好的护士形象、构建和谐护患关系有着重要的意义和作用。

（一）有利于建立和谐的护患关系

护理服务对象是特殊群体，其心理状态更为敏感与脆弱，护士的一举一动及护理工作中的每个细节都可能引起患者不同的情绪反应。良好的护理礼仪所表达的是尊重，无论是对患者、患者家属，还是同事，都应做到仪表端庄、仪容整洁、语言亲切、举止优雅，给人亲切感和信任感，患者会因此更愿意与护士交流沟通，便于护士及时发现和解决患者现存的或潜在的健康问题。

（二）有利于塑造良好的职业形象

护士端庄的仪表、文明的举止、和蔼可亲的态度，以及精湛的技术操作可反映其职业修养。护士优雅的举止既能赢得别人的赞美，重塑良好的职业形象，也能为医院赢得良好的声誉。

（三）有利于强化护理行为效果

虽然护理质量主要取决于护理技术水平，而护理礼仪渗透于护理操作的每个环节。这种渗透直接影响着护理技术效果的实现。良好的护理礼仪能增强护士的自尊心、自信心和责任心，促使护士以"慎独"精神约束自己，减少护理事故，提高护理质量，最终强化护理行为效果。

（四）有利于美化医疗卫生场所

护理礼仪作为医疗服务的内在因素，优质的护理服务、高水平的护士素质，以及饱满的工作热情均能体现医院的管理水平，并关系到医院的发展。护士在工作中表现出的良好礼仪，不仅能反映出其爱岗敬业的态度和高度的责任心，还能给患者创造一个舒适、友善、安全的医疗环境，进而提升人们对医疗卫生场所的整体印象，成为患者选择就医的重要考虑因素。

▶ 项目小结

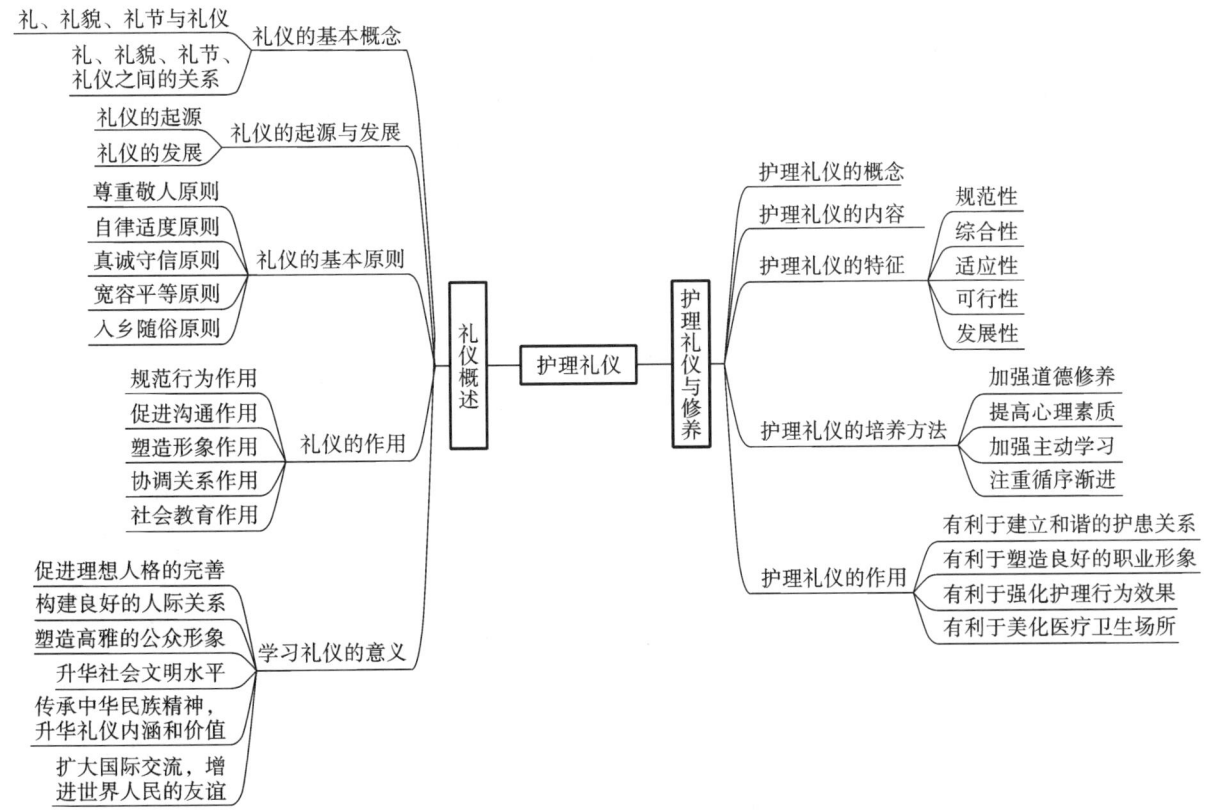

直通护考

在线答题

（李莉）

护士的仪容仪表礼仪

PPT 项目二

学习目标

【知识目标】

掌握护士的服饰礼仪要求和表情礼仪规范;熟悉护士的发型、面部和肢体修饰方法;了解护士化妆的相关内容。

【能力目标】

能熟练地进行简单的妆容修饰;能根据不同的环境及场合恰当调整职业形象。

【思政目标】

通过训练和实践,树立职业形象意识,虚心向榜样学习,不断完善自我,自觉践行护理职业规范。

项目导言

仪容之美,源于内心的善良与谦逊,彰显人格的高尚。一个人的仪容仪表往往是他人对其第一印象的基础。良好的仪容礼仪反映了一个人的素质和修养,也体现出对他人的尊重,其不仅能在职场中提升个人的职业形象,也能在社交场合中帮助建立良好的人际关系。护士良好的仪容仪表礼仪能给患者留下温和、亲切、和蔼的"白衣天使"形象,有利于建立良好的护患关系。

任务一　护士的仪容礼仪

案例引导

小张是某护校毕业的一名护士,周一是她第一天上班,心情非常激动,上班前一天便约朋友去美容院将头发染成了粉红色。周一早上,她化了一个精致的淡妆,穿上一条漂亮的连衣裙,并在出门前喷了香水,精神焕发地去医院上班。

问题:

1.作为一名护士,小张的发型修饰是否合适?

2.护士小张应该如何规范修饰头发?

一、仪容礼仪的含义

仪容一般是指人的外貌或容貌,包括自然美、修饰美和内在美三层含义。自然美是指仪容的先天条件较好,天生丽质,会让交往对象感到身心愉悦,心情舒畅;修饰美是根据个人条件及职业要求进行必要的修饰,能起到扬长避短的作用,塑造出美好的个人形象;内在美是仪容美的最高境界,是通过自身努力学习,不断提高个人的综合素养和思想道德水准,使人秀外慧中,表里如一。在人际交往过程中,仪容礼仪能够使个体展现出自己的内在素质和价值观,引起交往对象的特别关注,并影响交往对象对个体的整体评价。通过保持整洁、得体的仪容,以及友善、专业的态度,护士能够给予患者信心和安慰,并提供优质的护理服务。

二、仪容礼仪的原则

护士被称为"白衣天使",应具有爱心、责任心、细心及耐心等职业素养,因此在个人仪容礼仪方面,应保持与自身职业相一致的形象,遵循以下原则。

1. 整体性原则 护士在对自身仪容仪表进行修饰时,不能仅仅考虑局部形象,还应着眼于整体的仪容仪表修饰,将多方面的因素均考虑进去,进而塑造出良好的整体形象。

2. 适度性原则 护士应注意仪容仪表修饰的程度,把握仪容仪表修饰的分寸,选择适当的修饰用品和修饰方法,应做到自然适度、美观整洁。

3. 协调性原则 护士的仪容仪表应与工作环境、地点和季节等相协调,还应与个人的肤色、体型、气质、性格等协调一致,从而呈现整体的和谐与统一。

4. 表现性原则 护士的仪容仪表既要展示出自信、专业和个人魅力,也要规范得体,在满足整体性、适度性、协调性原则的基础上,通过修饰,塑造个性鲜明的"白衣天使"形象。

三、发型修饰

发型不仅能修饰脸型,还能提升个人气质,是个人形象的重要组成部分。一个合适的发型可以展示人的个性、品味和风格,同时也能给他人留下深刻的印象。发型修饰是通过改变发色、发型设计以及使用发饰等方式来打造个人形象的方法,在社交场合中能起到独特的效果。

(一)发型的选择

1. 与脸型适配 不同的人脸型各不相同,可以通过合适的发型来修饰面部不足。如椭圆脸适合多种发型,方脸适合侧分发型,而圆脸可以选择高顶发型或中分发型来拉长脸型,长脸可以选择带刘海的发型来缩短脸型等。

2. 与发质匹配 不同的发质需要不同的发型来展现最佳效果。直而黑的头发适合直发和简单的发型设计,柔软的头发则适合各种发型。自然卷发可以强调天然的卷曲美,而粗硬的头发可以通过烫发技术来改变质地。稀疏的头发可以考虑使用假发进行修饰。

3. 与颈部协调 发型选择应与颈部相协调,以保持整体的美感。颈项粗短的人不宜选择低垂或过长的发型,而颈项细长的人可以选择向外舒展的发型。

4. 与体型搭配 发型的选择也应与体型相匹配。高瘦的人可以选择蓬松的发型来增加柔和感,高大的人宜选择简洁的发型,而矮小的人适合选择精致的短发发型。

5. 与职业相符 不同职业对发型的要求不同。学生可以选择轻松活泼的发型,职业女性可以选择典雅大方的发型,公关人员可以选择新颖得体的发型,与职业相符的发型能体现专业形象。

6. 与年龄相符 年龄也是选择发型的重要因素之一。少年宜选择自然美的发型,青年人和中年人可以根据个人喜好和职业选择发型,年长者适合选择简洁、大方的发型。

7. 与服饰搭配 发型应与服饰相协调,以展现整体美感。与西装搭配时发型应端庄大方,与礼服搭配时可将头发盘低,与运动装搭配时可以将头发束起等。

(二)护发

想要拥有健康的秀发,平时的保养至关重要。我们应该给予头发足够的关注和呵护,以使其保持光泽、柔顺且不易受损。通过下列简单的保养步骤,我们可以拥有健康、靓丽的秀发,展现自信迷人的形象。

1. 梳理头发 经常梳理头发可以刺激头部的血液循环,促进头皮的油脂分泌和头发生长。正确的梳发方法是从发根到发梢轻柔地梳理,避免用力拉扯,并保持梳子的清洁。

2. 头皮按摩 头皮按摩可以刺激毛细血管和毛囊,促进头皮健康和头发生长。使用指腹对头皮进行环状揉动按摩,每个部位揉动数次,可以促进头皮的血液循环和改善头皮的油脂分泌。

3.适当洗发　根据自身发质选择适合的洗发周期和洗发产品。洗发时水温一般在40℃左右,洗发前将头发梳顺,洗发时使用适量的洗发剂,轻柔地按摩头皮和头发,彻底冲洗干净后,用干毛巾轻拍或自然风干。

4.避免过度烫染　过度的烫发和染发会对头发造成损伤,最好避免频繁使用化学物品处理头发。如果需要进行烫染,应间隔至少3个月,并选择专业的美发师和质量好的产品。

5.健康饮食　头发的健康与营养摄入密切相关。保持均衡的饮食,多摄入富含维生素、蛋白质和矿物质的食物可以促进头发生长并保持头发健康。

6.适度修剪　定期修剪发梢有助于防止头发分叉和断裂,平时应保持头发的整洁和健康。

> **护考提示**　护士的发型修饰

(三)护士的发型修饰

护士的头发应保持整洁、清爽、干净,发型设计应符合工作要求,不能过分追求时尚,以维护专业形象和提供高质量的护理服务为主。

1.女护士

工作场合发型要求整洁、简约、专业。女护士头发前不过眉,后不过肩,侧不掩耳,短发女护士侧发不能超过耳下3 cm,否则应用发网盘起并固定(图2-1)。

2.男护士

工作场合发型要求规范、干净、整齐。男护士头发前不覆额,侧不掩耳,后不及领,保持适度发量,避免剃光头或蓄过长的鬓角(图2-2)。

彩图

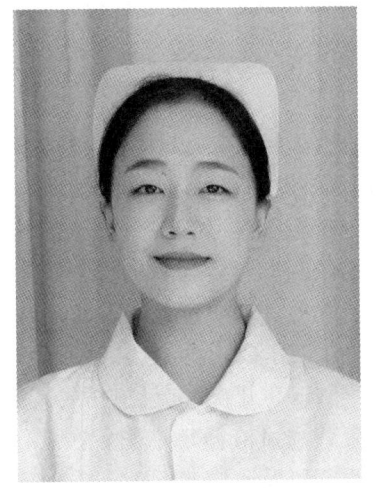

图2-1　女护士的发型

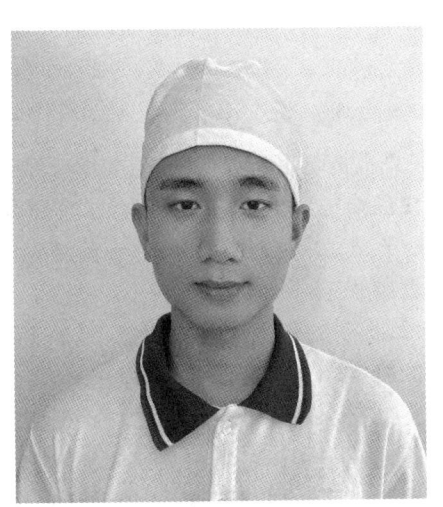
彩图

图2-2　男护士的发型

四、面部修饰

作为一名护士,每天与患者进行近距离接触是工作中不可避免的部分。保持整洁、干净的面部仪容是护士必须具备的基本要求。通过精心呵护和修饰面部仪容,护士不仅能展现出良好的职业形象,更能向患者传递关心和尊重。护士的面容特征会直接影响患者对护士的印象和信任度,因此,注重面部仪容整洁是护士职业生涯中的一项重要任务。

(一)眼部

眼部是人际交往过程中最受关注的部位,应注意保持眼部清洁,及时清除眼部分泌物,注意眼部疾病的预防和治疗。若眼睛近视,需选择美观、舒适、方便、安全的眼镜进行佩戴。若患有眼疾,应注意回避患者,工作场合禁止佩戴太阳镜以避免造成误会。

(二)鼻部

护士应注意保持鼻部清洁,避免当众吸鼻子、擤鼻涕、挖鼻孔。特殊情况需擤鼻涕时应用纸巾辅助,避免发出过大声响,给周围人带来不适。

（三）耳部

日常清洗时常常会忽视耳朵的清洗。耳朵容易藏污纳垢，不仅要清洗耳郭和耳垂，还应定期清洗耳孔内的不洁分泌物。护士不宜在工作期间或公众场合挖耳朵，以免造成不雅之感。

（四）口部

保持口腔清洁无异味是仪容礼仪的基本修养，应坚持早晚刷牙、餐后漱口。工作期间应避免吃一些气味过于刺鼻的食物，如烟、酒、葱、蒜等。若口腔有异味，可借助口香糖或口腔清新剂去除。男护士如果没有特殊习俗应每天剃须；女护士可酌情使用浅色唇膏。

（五）颈部

颈部与头面部直接相连，护士应注意保持颈部的清洁卫生。

五、身体修饰

身体是礼仪的承载者，护士仪容修饰的重点不仅在于头部和面部，还需要关注身体各部位。身体修饰在礼仪活动中扮演着重要的角色，通过身体各部位的协调，能够完成许多礼仪规范。

（一）手部

作为人体最灵活的部位之一，手在护理工作中经常使用，也是传播细菌和病毒的媒介。护士在工作中与患者接触较多，需严格保持手部卫生：定期洗手、修剪指甲和清洁指甲周围的皮肤。长指甲不仅不符合职业形象，而且可能滋生细菌或造成意外伤害。同时，在公众场合不宜修剪或啃咬指甲。根据礼仪规范的要求，护士在公共场合肩部不应裸露在衣服外面。如果需要穿着暴露腋窝的服装，应提前进行除毛处理以体现职业礼仪。

（二）腿部

护士腿部的护理也是职业形象维护的重要组成部分。作为护士，需要保持腿部的健康和整洁，并严禁裸露。

1.保持腿部皮肤清洁 护士应每天用温水和适合的清洁用品清洗双腿，工作后或活动后需轻柔地擦拭干净并确保腿部完全干燥，避免湿气滞留导致细菌滋生。勤换勤洗袜子，不穿残破或有异味的袜子。

2.遵守职业着装规范 护士在工作时要遵守职业着装规范，穿符合医院机构规定的制服。女护士可以选择穿裤子或裙子，裙子的长度应盖住膝盖；男护士不穿短裤。所有着装应避免暴露腿部，体现专业性。

3.选择舒适的鞋类 工作期间，护士应选择尺寸合适且符合工作要求的鞋类，确保足部舒适度和稳定性。避免穿着过高或不合适的鞋子，不宜穿拖鞋、镂空鞋、凉鞋等，以防腿部疲劳、扭伤或其他不适。

4.适度放松腿部 护士长时间站立或久坐容易导致腿部疲劳和血液循环不畅。在工作间隙，可通过简单的腿部放松运动，如踮脚、腿部伸展、旋转脚踝等，促进血液循环和缓解腿部不适。

5.使用保湿产品 在干燥环境工作时，可选用保湿产品涂抹双腿，尤其是膝盖、脚踝等部位，以保持腿部皮肤水润柔软，避免皮肤干燥、粗糙或开裂。

任务二 护士的表情礼仪

案例引导

小刘是急诊科的一名护士，业务能力精湛，今天早晨交班时遇到了一个刚刚遭遇车祸的患者家属，家属拉着小刘一直哭泣，诉说着内心的担心和害怕。

问题：

作为一名护士，小刘在与患者家属交流时，应该面带什么样的表情？

表情是人的思想感情和内在情绪的外露,通过微笑、皱眉、眨眼等面部表情来表达喜怒哀乐、惊讶、无奈等情感状态,是人类交流的重要组成部分。患者因疾病困扰,可能感到焦虑、恐惧和不安。护士的微笑和温暖的眼神可以传递关怀和支持,让患者感到自己被理解和重视,不仅可以缓解患者的紧张情绪,还能给患者带来安慰和信任,有助于促进双方的有效沟通和互动,有利于建立良好的护患关系。因此,护士的表情能给予患者精神支持和安全感,而眼神和笑容是影响表情的主要因素。

一、眼神

眼睛是心灵的窗户,透过它我们可以窥见一个人的内心世界。眼神可以传达无须语言的情感和信息,是人际沟通的重要媒介。人们在日常生活中借助眼神传递的信息,称为眼语。不同的眼语能传递不同情绪:温暖而柔和的眼语给人以安慰和温暖,让人感到被理解和接纳;坚定而专注的眼语则展现了决心和信念,能鼓舞人心。

(一)眼语的构成

眼神交流在护士和患者之间具有关键作用。护士需要通过目光传递自己的情感,并且主动观察患者的眼神反应。这种交流方式能够增进双方的理解和沟通。护士在正确运用眼神的同时,应通过持续观察、分析并适应对方的眼神信号,以提高交流效果。眼语通常由注视的时间、注视的角度、注视的部位三个要素构成。

1.注视的时间

(1)表示友好和尊重:注视对方的时间占全部相处时间的1/3左右。

(2)表示关注和重视:注视对方的时间应占全部交谈时间的2/3左右。

(3)表示轻视或缺乏兴趣:注视对方的时间不到相处全部时间的1/3。

(4)表示敌意或过度关注:注视的时间超过了全部相处时间的2/3。

2.注视的角度 注视他人的常规角度有平视、侧视(斜视)、仰视、俯视等,一般常用的友好的注视角度为平视。

(1)平视:平视即视线呈水平状态,也称正视。护士在与同事日常交流时,可采用平视角度展示平等交流的态度。

(2)侧视(斜视):侧视即头部或视线非完全正面朝向对方。侧视可体现好奇或专注,但也可能流露怀疑或不屑。护士使用时需注意场合,避免误解。

(3)仰视:仰视即主动居于低位,抬眼向上注视他人,多用于护士面对领导或长辈时,抬头仰望对方,显示出对其的尊敬和敬畏之情。

(4)俯视:俯视即抬眼向下注视他人,一般适用于高位者。可用于对晚辈表示宽容、怜爱,也可对他人表示轻蔑、歧视。

3.注视的部位 在工作、社交场合一般注视的部位有额头、眼及唇部,不宜注视的部位有头顶、胸部、大腿及脚部。

(1)关注型凝视:一般情况下,与患者沟通交流时,注视的部位是双眼,表示聚精会神、重视对方,又称"关注型注视"。

(2)公事凝视:适用于工作交往中,注视对方脸部的上三角部位。

(3)社交凝视:适用于社交聚会中,注视对方脸部的下三角部位。

(4)亲密凝视:限于亲人和恋人之间使用,注视对方双眼到胸部之间的位置。

(二)眼神的禁忌

1.目光游离不定 护士眼神不集中,四处张望或表现出疲惫、心不在焉的状态,容易给患者留下不可靠的印象。

2.过度注视 护士长时间盯着患者的某个部位凝视,可能传递挑衅的态度,不宜频繁使用,避免造成误会。

3.视而不见 护士巡视病房时,对患者求助的眼神、痛苦的表情或焦虑的神情不予理睬,会让患者产生护士极不负责任的认知。

4. 闭眼 患者与护士交谈时,护士若闭上眼睛,会让患者感觉护士不重视、厌烦或拒绝交谈,直接影响护患信任关系。

5. 斜视 又称为瞥视,即斜着眼睛看,通常表示怀疑、轻视或鄙夷。护士在工作过程中应避免使用此类眼神。

二、笑容

笑容是指人们含笑的面容和眼神。笑容是积极、友好和愉快的情感表达方式,可以传递喜悦、幸福、宽慰和友善等情感。它不仅能让自己感到愉快,还能给他人带来欢乐和温暖。笑容是人际交往中的润滑剂,有助于建立亲密关系、减轻紧张气氛,并增进彼此的理解和信任。

视频2-1:
笑容训练

(一)笑容的种类

在日常生活中,笑容分为含笑、微笑、轻笑、浅笑、大笑、狂笑等不同类型,其中微笑是最具普适性的。微笑在护患关系中起到了重要的作用,能够建立信任、缓解紧张、激发积极情绪,并促进有效沟通。护士通过真诚的微笑,能够为患者提供更好的护理体验,帮助他们更好地应对疾病和治疗过程。

1. 含笑 属于程度最浅的笑,不露齿、不出声,仅是面带笑意,是表达友善的表情。

2. 微笑 比含笑程度更深,嘴角明显上扬,不发声,唇部呈弧状。微笑是笑容里最自然、最大方、最真诚、适用范围最广泛的表情。

3. 轻笑 比微笑程度更深,嘴唇微微张开,微露上齿,依然未发出声音,常见于会见亲友或喜庆场合。

4. 浅笑 属于轻笑的特殊情形。浅笑时下唇通常被轻轻咬住,常见于年轻女性出现害羞之时。

5. 大笑 比浅笑程度更深,两嘴唇张开,唇形弧度较大,显露大部分牙齿,口中发出笑声,常见于极度欢愉的时刻。

6. 狂笑 属于程度最强烈的笑。笑时嘴巴张开,牙齿全部露出,伴随连续笑声,且肢体动作较大,常见于前仰后合、手舞足蹈等激烈反应。

> **护考提示** 微笑的注意事项

(二)微笑的注意事项

1. 真诚 护士与患者沟通时,应确保笑容是真诚的、发自内心的。不要故意掩饰或强颜欢笑,而是要让笑容自然而然地流露出来。

2. 积极正面 护士应保持积极的心态,让笑容传递正能量,避免带有消极情绪的笑容,以免让患者产生消极情绪。

3. 适度 微笑的程度要适中,不要过于夸张。应保持舒缓、和谐的微笑,与周围环境和他人相协调。

4. 尊重他人的情绪 护士与患者及家属交谈时,需敏锐地察觉对方的情绪。当涉及敏感问题或严肃话题时,微笑可能会被误解为不敬或不认真对待。在这些情况下,应以倾听、支持和安慰作为回应。

任务三　护士的服饰礼仪

 案例引导

王阿姨因感冒来到门诊就诊,医生开出输液药物,王阿姨来到门诊输液室进行静脉输液,透过治疗室的玻璃窗见到护士小李正在为其配药。发现小李的护士服没有扣子的地方用胶布粘着,黑色的内衣领外露,袖口有黄色的污迹,额前的头发垂落下来遮住了眼睛,佩戴的口罩也未将鼻子遮住。当小李将药物配好后,王阿姨拒绝输液,并要求换一名护士重新配置药液。

问题：

1.护士小李的问题出在哪里？

2.护士应遵守哪些服饰礼仪规范？

俗话说"人靠衣装马靠鞍"，这句俗语反映了服饰的重要性。服饰是一种无声的语言，它能传递一个人的气质、性格、职业、教养、社会地位、审美和价值趋向等，服饰也是个人精神面貌和形象的体现。

一、护士服的种类和特点

护士服是护士工作时的专用服装，有别于其他医务工作者的服装，能够体现护士职业的神圣感和独特美，是护士职业形象外在的表现形式，是白衣天使的象征。

(一)款式

护士服样式要美观、简洁、穿着合体且便于操作，面料要平整、透气、易洗、易消毒。护士服款式大体分以下两种：

1.连衣裙式 连衣裙式护士服能体现护士纯洁、端庄、柔美、得体的女性魅力，多用于普通病房及门诊。

2.分体式 分体式的套装护士服简洁干练、方便操作，多用于手术室、重症监护室、分娩室、急诊科等科室。

(二)色彩

不同的色彩会使人产生不同的心理感受，色彩语言可对患者起到一定的治疗作用。传统的白色护士服不能满足某些患者的视觉和心理需求，所以现在各医院的护士服颜色在保持白色为主调的基础上，根据不同科室患者的特点增加了淡粉色、淡绿色等色彩。

1.白色 护士服以白色居多，能够体现护士职业的神圣、纯洁、高雅，但可能让患者感觉缺乏亲和力，有严肃感和距离感。白色多用于普通病房。

2.淡粉色 粉色给人一种柔和、温馨、和谐、平易近人的感觉，可以增加亲和力。淡粉色多用于儿科和产科，可消除患儿和产妇的恐惧心理，使护士容易接近，便于拉近彼此的心理距离。

3.淡绿色 绿色象征安全、生命、希望和宁静，能够唤起患者战胜疾病的信心和对生活的向往，同时也能体现护士救死扶伤的职业精神。淡绿色多用于急诊科、手术室、重症监护病房等。

> **护考提示** 护士着装的具体要求

二、护士着装的具体要求

(一)护士帽

1.护士帽的选择 护士帽有燕帽和圆帽两种。

(1)燕帽：燕帽适用于普通病房、门诊部等科室。燕帽端庄、甜美、纯真、可爱，像白色的光环一样圣洁而高雅，象征着护士职业的圣洁。燕帽边缘的彩道多为蓝色，象征着严格的纪律，是责任和尊严的标志，同时代表了一定的含义：横向的彩道是职务的象征，一道横杠代表病区护士长，两道横杠代表科室护士长，三道横杠代表护理部主任。斜行的蓝色彩杠是职称高低的象征，一条斜杠表示护师，两条斜杠表示主管护师，三条斜杠表示主任护师。因此，护士应根据具体情况选择佩戴符合自己职务的护士帽。

(2)圆帽：圆帽适用于手术室、骨髓移植室、重症监护室、传染科等特殊科室。在要求无菌技术操作和保护性隔离的场合，应佩戴圆帽。原则上男性护士应佩戴圆帽。

2.护士帽的戴法

(1)燕帽：只适用于女性护士。佩戴燕帽时，头发要清洁整齐，不许长发披肩。若有长发，应将头发盘于脑后或用发网盘起，使用发卡或头花固定。做到前不过眉、侧不掩耳、后不过肩。燕帽前缘距离发际4～5 cm，戴正戴稳，用发卡左右对称固定于帽后，发卡不得显露于帽子正面(图 2-3)。目前国内很多医院均不再佩戴燕帽，选择脱帽。

(2)圆帽：佩戴圆帽时要求头发全部放入圆帽内，前不露刘海，后不露发际，圆帽的缝线在后，边缘要平整(图 2-4)。

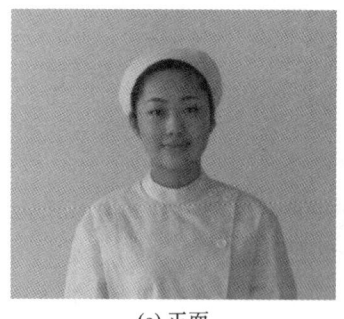
(a) 正面

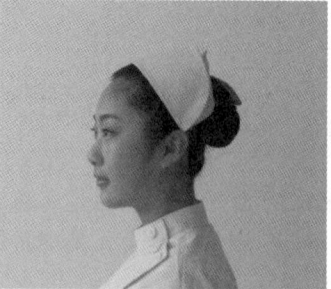
(b) 侧面

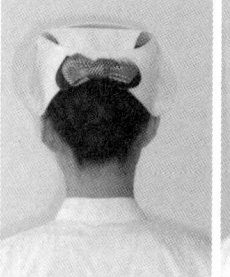
(c) 背面

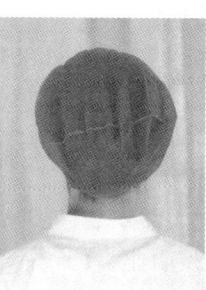

图 2-3　燕帽

图 2-4　圆帽

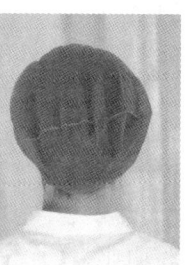
彩图

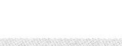
知识拓展

授 帽 仪 式

　　洁白的燕尾帽,象征着圣洁的天使。每逢 5 月 12 日国际护士节,医院、护士学校等都会举行庄严的护士授帽仪式以庆祝节日。

　　授帽仪式是护生成为护士的重要时刻,通常在新生入学教育、进入临床实习或完成学业踏上工作岗位之前举行,也有些医院在新护士岗前培训时举行授帽仪式。授帽仪式可由德高望重的老一辈护理专家主授。

　　授帽仪式在护理学创始人南丁格尔肖像前举行,伴随着《平安夜》的庄严乐曲,前辈为护生戴上圣洁的燕尾帽,护生接过前辈手中的蜡烛,在南丁格尔像前庄严宣读誓言。

(二)护士服

　　护士服是护士职业形象的展现,穿着既有美学要求又有职业规定。要求尺寸合身,裙长过膝,袖长至腕。着装时内衣领口、袖口不宜外露。夏季着工作服时,裙摆不超过工作服,内衣不宜外露。做到服装整洁、平整,衣扣要扣齐,衣领、腰带、袖口、衣边要平伏整齐。如果护士服是上下分体式,护士裤的长度应满足:站立时,裤脚前面能碰到鞋面,后面能垂直遮住鞋帮约 1 cm(图 2-5)。

(三)口罩

　　口罩佩戴时要求大小合适,能遮住口鼻。具体要求:首先将口罩完全覆盖口鼻,系带绕过两耳后系于颌下,或将口罩耳带挂于两耳后,松紧适宜(图 2-6)。使用时应保持口罩清洁,一次性口罩不可反复使用,需及时更换;不使用时应将口罩装入清洁袋中备用,不可挂于耳上、胸前或放入不洁净的口袋中。

彩图

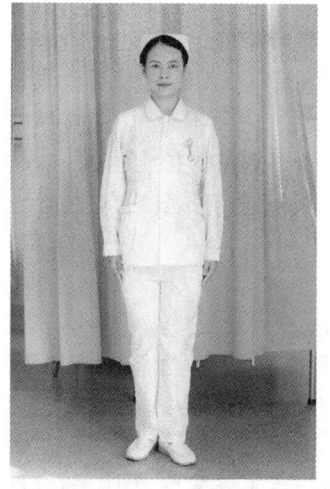

图 2-5　护士服

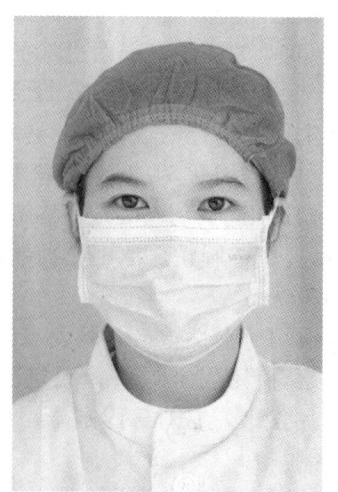

图 2-6　口罩

彩图

知识拓展

口罩的由来及发展

世界上最先使用口罩的是中国。13世纪初,口罩应用于中国宫廷。侍者为防止气息污染皇帝的食物,使用以蚕丝与黄金线织成的织物制作口罩。19世纪末,口罩开始应用于医护领域。德国病理学专家莱德奇建议医护人员使用纱布口罩防止细菌感染。1897年,德国人美得奇推广了用纱布包覆口鼻防止细菌侵入的方法。后来,有人制作了一种六层纱布的口罩,缝在衣领上,使用时翻折覆盖口鼻即可,但这种口罩要用手一直按住,极不方便。后来有人想出了用带子将口罩系在耳上的改进措施,由此形成了今天人们经常使用的口罩。

(四)袜子

袜子的颜色以单一色调为佳,长度应高过裙摆或裤脚边缘。护士穿裙式工作服时,应搭配长筒袜,颜色以肉色或浅色为宜,不能穿着黑色或其他颜色鲜艳的袜子,且不得穿着有破口或已挑丝的袜子。

(五)护士鞋

为更好地适应病房环境和护理工作的需要,护士应选择坡跟或平跟、软底防滑、大小合适的护士鞋(颜色以白色和乳白色为主),这样既能防止发出声响影响患者休息,又能使脚步舒适,减轻疲劳。护士鞋应保持干净整洁,不能穿着污迹斑斑的鞋子出入病房。

(六)胸牌

胸牌是护士的身份标识,工作时应佩戴有相片、姓名、职称和职务的胸牌。佩戴时要求胸牌正面向外,端正地别在胸前,保持表面干净无污渍,禁止悬挂饰物或粘贴他物。佩戴胸牌能增强护士的职业责任感,约束其言行,让护士更主动地为患者服务,也有利于患者辨认、问询和监督。

(七)怀表

怀表是护士工作中不可缺少的工具,如生命体征的测量、用药时间的检测、输液滴数的计算等,都离不开怀表的使用。佩戴怀表时,可用胸针或胸卡固定于左胸前,既便于工作,亦可起到服装修饰的作用,能体现护士特有的形象。

任务四　护士的化妆

案例引导

患者章某,男性,62岁,由于不明原因发热和短时间体重急剧下降住院检查,诊断为肝癌晚期。章某得知诊断结果后郁郁寡欢,很不配合责任护士小王的治疗与护理。一日,护士长与章某聊天,章某说:"小王人未到病房,那刺鼻的香味就飘进来了,每天妆化得像参加舞会。"

问题:

责任护士小王因存在什么问题致使章某遵医主动性下降?

化妆是生活中的一门艺术,是利用化妆品按照一定技巧和方法对自己或他人进行修饰,使容貌变得更加靓丽的一种修饰方法。化妆是为了彰显相貌的优点,遮掩相貌的瑕疵。护士由于职业要求,应该淡妆上岗,妆容应呈现"清水出芙蓉"的效果。淡妆上岗是自尊自爱、热爱生活的一种体现,能充分展现医护人员的专业形象。护士淡妆上岗既能够使自身容光焕发、充满活力,又可以让患者感受到积极健康的人生态度,增强其战胜疾病的信心。

一、化妆的原则

1. 扬长避短 化妆意在使人变得更加美丽,因此在化妆时要注意修饰得当,避短藏拙,以弥补自身的"美中不足",不要自行其是,任意发挥或寻求新奇。

2. 真实自然 化妆既要求美化、生动、具有生命力,更要求真实、自然、浑然天成。化妆的最高境界是"妆成有却似无"。

3. 适度得体 化妆是一门艺术,成功与否取决于个人的审美和修饰技巧。化妆应根据不同的时间、地点、场合决定妆容的形式。

4. 整体协调 高水平的化妆强调整体效果,在化妆时应努力使妆面与身份、服饰、场合相协调,以体现慧眼独具的品位和气质。

二、护士职业妆的要求、实施与化妆的禁忌

(一)护士职业妆的要求

1. 端庄 化妆要严谨、规范、得体、符合职业身份及年龄特征。

2. 简约 妆容要简洁、明快、实用。

3. 清丽 应通过妆容展现个人气质和职业风采。

4. 素雅 妆容应朴素、色彩应适宜。

(二)护士职业妆的实施

1. 物品准备 化妆品(爽肤水、护肤液或面霜、粉底、蜜粉、眼线笔、眼影膏或眼影粉、眉笔、唇线笔、口红或唇膏、腮红)、化妆工具(化妆棉、眼影刷、面巾纸)等。

2. 整体化妆法的基本流程 束发修眉→洁面护肤→上粉底→画眼线→涂眼影→描眉→涂口红→上腮红→检查修补。

(1)束发修眉:为避免散落的头发影响化妆,应先将头发向后梳拢。修眉是利用修眉工具顺着眉毛生长方向,将多余眉毛修除,使眉的线条清晰、整齐、流畅,为画眉打下基础。

(2)洁面护肤:用温水洗净脸部及颈部并擦干,用化妆棉蘸爽肤水,轻轻拍打脸部及颈部,再轻抹一层护肤液或面霜。

(3)上粉底:粉底可以遮盖瑕疵、调和肤色、改善面部皮肤质地,使面部皮肤显得健康、光洁和细腻。通常选用与自己肤色接近的粉底,用点、按、压、揉的手法,均匀地涂在面部和颈部。上好粉底后,用透明蜜粉或同色蜜粉定妆,减少粉底的油光感,防止妆面脱落或走形。

(4)画眼线:眼线应紧贴眼睫毛。画上眼线时,应从内眼角向外眼角方向画;而下眼线应从外眼角向内眼角画,并在距内眼角约1/3处收笔,重点晕染眼尾,以使双眼显得大而有神。

(5)涂眼影:涂眼影意在强化面部立体感。用眼影棒或眼影刷蘸取眼影粉,沿睫毛边缘,从眼尾向眼内角方向1/4处涂抹,靠近外眼角处需加重色彩,向眉端方向渐淡,显现出眼影的层次感。

(6)描眉:眉毛的浓淡与形状对容貌起着重要的修饰作用。描眉的关键是选好眉头、眉峰和眉梢,要做到两头淡、中间浓,描好后用眉刷轻刷双眉,使眉毛自然。

(7)涂口红:俗话说"眼取其神,唇取其色",唇是面部最灵活的部分,能表现个性魅力和风采。可根据五官比例,用唇线笔勾画出理想的唇形轮廓,然后涂上口红。上唇应从两侧向中间涂,而下唇从中间向两侧涂,涂完后,用纸巾吸去多余的口红,并检查牙齿上有无痕迹。

(8)上腮红:应根据脸型晕染腮红,腮红颜色应与眼影、口红保持同一色系,以体现妆容的和谐之美。晕染腮红时应以颧骨为中心,长脸横向晕染,圆脸纵向晕染,以使腮红向原有面色自然过渡。

(9)检查修补:化好妆后,要检查左右面部妆容是否对称、过渡是否自然、整体与局部是否协调,确保化妆效果趋向完美。

(三)护士化妆的禁忌

1. 当众化妆 护士化妆应在专用的化妆间进行,任何情况下都不要在公共场合化妆,特别是有异性在场时更应避免,以免引起误会。

2. 离奇出众 护士化妆应基于年龄、长相、职业特点等因素,切不可有意脱离职业定位,追求怪异、神秘、出格的妆容。

3. 浓妆艳抹 护士不能将自己的妆化得过浓、过重、香气四溢。这种"过量"的化妆,容易引起患者和家属的反感。

4. 妆面残缺 若妆面出现残缺,应及时避开他人补妆,若置之不理,会让患者觉得护士不尊重他人。

5. 评论他人化妆 化妆属于个人行为,不要对患者、家属及同事的妆容进行评论。

6. 借用他人化妆品 护士借用他人化妆品既不卫生,也不礼貌,应避免出现此种情况。

项目小结

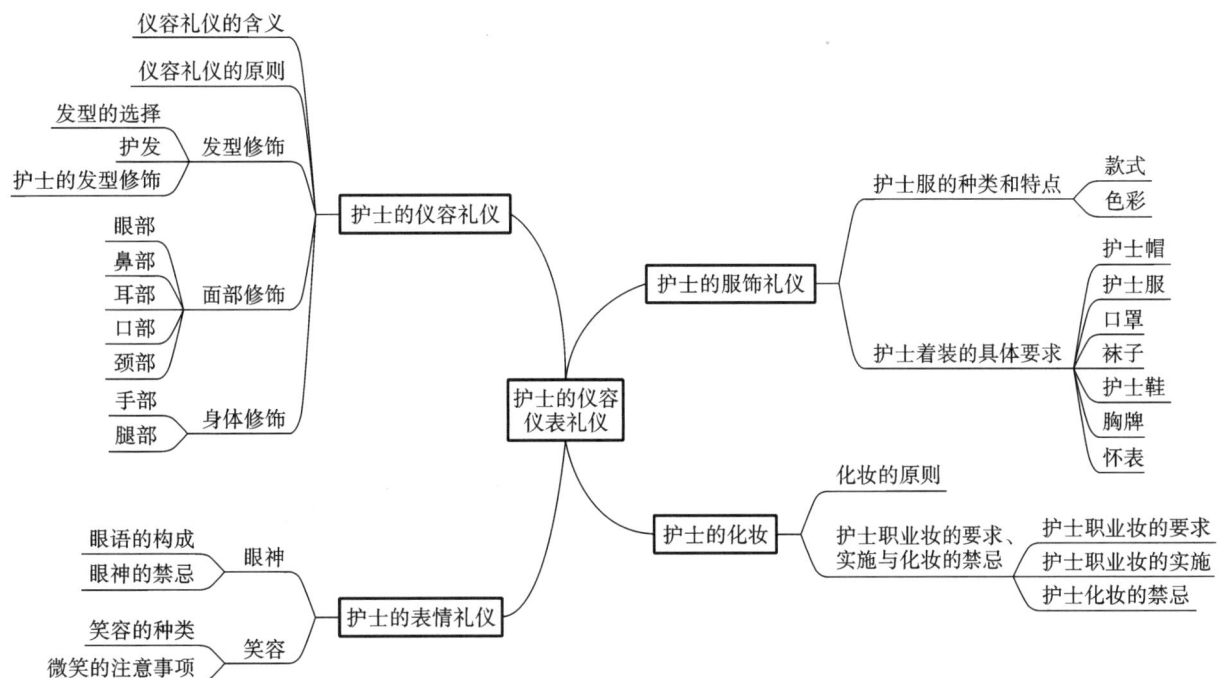

直通护考

在线答题

（周晨　杨素夏）

护士的仪态礼仪

PPT 项目三

【知识目标】

掌握护士仪态礼仪的基本要求;熟悉仪态礼仪的特点及要求;了解各种仪态的礼仪禁忌和注意事项。

【能力目标】

能在职业实践过程中恰当运用仪态礼仪。

【素质目标】

具备良好的职业仪态礼仪风范;与人沟通交流时仪态得体,具有亲和力。

项目导言

仪态是反映一个人涵养的镜子,也是构成一个人外在美好形象的主要因素。护士属于特殊的服务行业,在护理工作中,不仅要有精湛的技术和敬业精神,还要有优雅的仪态举止,以展示良好的职业素养和职业形象。就护士职业特点而言,在与患者沟通交流的过程中,态度和蔼,仪态得当,有助于建立信任感,有利于患者表达自己内心真实的感受。因此,护士在护理工作中,应注意保持规范和优雅的仪态,体现良好的职业素质,以便更好地为患者服务。

任务一　仪态礼仪的特点及要求

案例引导

护士小王在某医院住院部工作,工作认真积极,一直得到患者及家属的肯定。这天,住院患者非常多,小王为了节省时间,提高工作效率,在前往各病房的途中小跑赶路,匆忙穿梭,好几次都撞到了患者或家属。完成工作后,为了使自己舒服些,她穿着护士服靠在工作站的椅子上,将鞋子脱下,盘腿坐在椅子上,此场景碰巧被巡视的护士长看到,她严厉地批评了小王。

问题:

1.护士具备良好的仪态礼仪有哪些意义?

2.护士常用的基本仪态有哪些要求?

一、仪态礼仪的概念

仪态是指人在日常生活中,处于静止或活动状态时,身体各部位的协调配合状态,它是个人精神面貌的外在体现,是心灵的外衣,是一个人的动作姿态和由动作姿态表现出来的内在素养。不同的仪态显示不同的精神状态和文化教养,传递不同的信息,能在很大程度上反映受教育的程度及被别人信任的程度,仪态是否规范,直接影响着他人对自己的印象和评价。

护考提示 仪态礼仪的特点

二、仪态礼仪的特点

仪态是一种"无声的语言",又叫"体态语言"。在日常交往中,人们主要通过语言交流,但交流时的面部表情、身体姿态也传递着信息。对方在接受信息时,不仅"听其言",也在"观其行"。仪态语言是一种极其丰富、极其复杂的语言。据研究者估计,世界上至少有70万种可以用来表达思想意义的姿势动作。信息的传递与反馈,从表面上看,主要是口、耳、眼的运用。事实上,表情、姿态等所起的作用远远超过自然语言。仪态是一种很广泛、很实用的语言,往往比有声语言更富有魅力,有"此处无声胜有声"的效果。

(一)真实性和深刻性

仪态在表情达意方面或许不像有声语言那么明确和完善,但它在表露人的性格、气质、态度、心理活动方面却更真实可靠。一个人的有声语言可能是真实的,也可能是经过加工修饰的内容,往往能表达大部分意思,但也可能有意或无意地隐藏一些信息,而人的体态语言多数是不由自主的,主要受潜意识支配。也许你在说着欢迎客人到来的话语,可你的表情、手势、动作却流露出了厌倦、无奈。在社会交往中,仪态是一种无形的"名片",也许你没有随身带着档案、介绍信,但人们却能通过你的一举一动、一颦一笑,判断出你的身份、地位、学识、能力,并因此影响对你信任的程度、交往的深度等。因此,体态语言的真实性、可靠性要比有声语言强得多,而且它所显示的意义比有声语言更为深刻。

(二)连续性和多样性

仪态的呈现是连续不断、不可分割的,只有一套完整的仪态才能表达一个完整的意思。同时,传递同一信息可有多种仪态组合,或者说多种仪态可以表达同一信息,这就是仪态的多样性。

(三)习惯性

仪态是人们在成长和交往的过程中逐步形成的,具有习惯性的特点。首先,仪态的习惯性是指人们对某一动作的习惯性,它一方面表现在某些动作和表情的一致性,如人们总是用笑容来表现欢乐、友好、喜欢等感情;另一方面,也表现在同一动作由于地域和文化环境的不同而具有不同的含义。其次,仪态的习惯性是指每个人的仪态都是在成长过程和生活环境中长期形成的,这种习惯性并不都是先天的,可以通过后天的生活和训练形成,并且一旦形成,就很难改变。

三、仪态礼仪的要求

(一)符合规范

随着社会的日益进步,人们的言行举止在社会交往中必须依照约定俗成的规矩和准则,不能为了彰显个性而随心所欲。

(二)得体适度

得体适度是指运用礼仪时,应注意把握分寸、认真得体、合乎规范。既要根据交往活动的内容、性质、时间和场合,针对具体交往对象,依照规范和操作标准,恰到好处地控制自己的言行举止;同时又不能墨守成规,要根据实际情况和具体对象,做到从容自然,以达到最佳效果。

(三)文明优雅

文明指要讲究道德和文化教养。优雅指举止高雅脱俗、美观大方、不卑不亢、赏心悦目、颇具魅力;既潇洒又稳重;既充满活力又不令人感到轻浮;既沉稳端庄又令人感到温馨可亲、平易近人。

知识拓展

在美的方面,相貌之美,高于色泽之美,而秀雅合适的动作之美,又高于相貌之美。

——培根

幽雅之于体态,犹如判断力之于智慧。

——拉罗什富科

举止是映照每个人自身形象的镜子。

——歌德:《亲和力》

任务二 护士的基本仪态礼仪

案例引导

医院门诊部候诊大厅,导诊护士甲和乙在值班,护士甲坐在导诊台后做分诊登记,护士乙站立在导诊台旁迎候患者。患者登记后,护士乙引导其走向诊室。患者因病痛行动缓慢,在步行去诊室的途中挂号本掉落,护士乙帮忙将挂号本捡了起来。

问题:

在以上护理工作情景中,体现了哪些仪态礼仪?

仪态礼仪可以表现出一个人的气质与风度。有些人尽管相貌平常,但举止端庄、文雅,也能给人以深刻的印象。护士得体的仪表、规范的举止、热忱的态度、饱满的精神面貌,不仅能直接显示出良好的个人素养,也能促进医患关系的和谐发展,对患者的康复起着重要的作用,此外,还直接关系到医院的形象。

一、站姿

站姿,又称立姿、站相,是指人在站立时所呈现的具体形态,是人最基本的姿势,同时也是其他一切姿势的基础。优美的站姿能衬托出一个人美好的气质和风度,显示出稳重、端庄、挺拔的风采。因此,正确的站姿能给人留下良好而深刻的印象。

(一)站姿的基本要求

站姿的基本要求是:头正颈直,双目平视,下颌微收,面带微笑,双肩外展放松,挺胸收腹,立腰提臀,双臂自然下垂于身体两侧或双手交握于腹前。双腿立直,双膝和脚跟并拢,脚尖稍分开(呈 45°~60°),或双脚一前一后错开斜立,夹角保持 45°,身体重心在两腿之间。由于性别差异,男女的站姿各不相同:对男士的要求是稳健,对女士的要求则是秀雅优美。

1. 男士站姿 古人云"站如松",即是说男士站立时要像松树那样挺拔、稳重,以显示出男性刚健、强壮、英武、潇洒的风采。男士在站立时,可两腿平行分开,两脚距离约与肩同宽。身体正直,头部抬起,双眼平视,双肩稍向后展并放松,双臂自然下垂伸直,双手贴放于大腿外侧,掌心向内,或右手握住左手腕部上方自然贴于腹部(图 3-1)。

如果站立时间过久,两脚可以轮流后退一步,身体重心分别落于后脚上,但上身仍需挺直,且交替不可过于频繁。脚不可伸得太远,双脚不可叉开过大,膝部不可出现屈曲。

2. 女士站姿 女士的站姿要体现女性柔美、典雅的韵味,即古人所说的"亭亭玉立"。通常应保持收颔、挺胸、目视前方的姿势(图 3-2)。除了躯干部分要符合基本要求外,女士站姿与手和脚的姿势有很大关系。

(1)手的姿势:①侧放式:双手自然垂于身体两侧;②垂握式:双手自然平展,一手叠于另一只手上,并轻握另一手四指指尖,被握手的指尖不能超出上方手的外侧缘,置于下腹部;③体前单屈臂式:左臂放松垂于体侧,手掌自然弯曲,右臂肘关节屈,右前臂抬起,手轻握呈半拳,置于侧腹,前不过身体正中线。

(2)脚的姿势:①"V"字形:脚跟紧靠,脚尖分开 45°～60°;②"Ⅱ"字形:脚跟脚尖平行紧靠;③左右半"V"字形:一脚的脚跟紧靠另一脚内侧足弓处,两脚所成角度为 45°～60°,身体重心可在前脚或后脚。左脚在前为左侧半"V"字形,右脚在前为右侧半"V"字形;④左右"丁"字形:将半"V"字形的两脚角度改为 90°,同样分为左右"丁"字形。

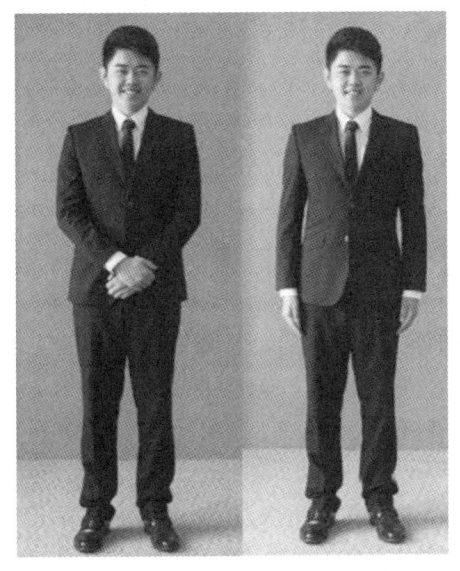

图 3-1　男士站姿

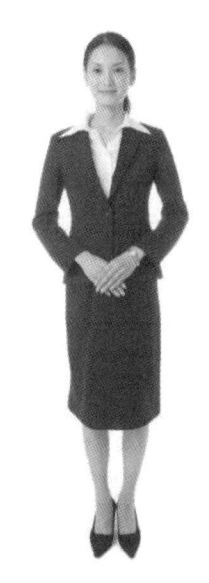

图 3-2　女士站姿

(二)护士常用的站姿(图 3-3)

1. 正脚位小八字步站姿　在基本站姿的基础上,两手叠放(左手在下,右手在上),置于腹前;脚后跟和膝部靠紧,脚尖平齐向前。男士双脚可稍分开与肩同宽;双脚呈"V"字形(足尖间距约一拳)。这种姿势庄重大方,适用于隆重、热烈或庄严的场合。

2. "丁"字步站姿　在小八字步基础上,向前平移右脚(或左脚)跟至另一脚内侧足弓处,两脚呈"丁"字形,身体各部位要求同小八字步站姿。

彩图

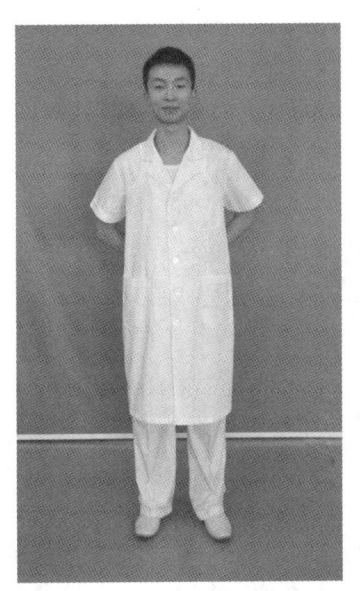
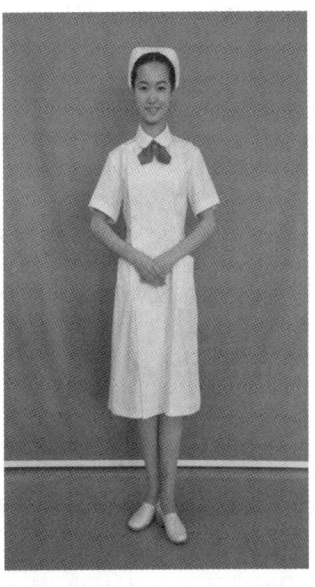

图 3-3　护士常用的站姿

(三)禁忌的站姿

禁忌驼背耸肩、凹胸凸腹、撅臀屈膝、东倒西歪、两腿交叉、双腿叉开、脚尖乱点乱画、双脚踢来踢去等，这些站姿会给人敷衍、轻蔑、漫不经心、懒散懈怠的感觉。忌双手抱肘或插在口袋；忌随便倚在患者床旁、墙上或电梯旁。另外，交流时侧身表示厌恶和轻蔑，背朝对方可理解为"不屑一顾"。

二、行姿

行姿也称走姿，是指人在行走过程中所形成的姿势。与其他姿势不同的是，它自始至终都处于动态之中，体现人的动态之美和精神风貌。从总体上讲，行姿属于全身性的综合活动，但是，其重点在行进中的脚步上。因此，行姿有时也叫步态。对行姿的总体要求是轻松、矫健、优美、匀速、不慌不忙、稳重大方，做到古人所说的"行如风"。

护考提示 *行姿的基本要求*

(一)行姿的基本要求

行走时，应以正确的站姿为基础，并且要全面、充分地兼顾以下六个方面。

1. 全身伸直，昂首挺胸　行走时，要面向前方，双眼平视，头部端正，胸部挺起，背部、腰部、膝部避免弯曲，使全身保持一条直线。

2. 起步前倾，重心在前　起步行走时，身体应稍向前倾，身体的重心应落在交替移动的前面那只脚的脚掌上。当前脚落地后脚离地时，膝盖须伸直，脚掌落地后稍松弛，并立刻使重心前移。

3. 脚尖前伸，步幅适中　行进时，向前伸出的那只脚应保持脚尖向前，不要向内或向外。正常步幅应为一脚之长，即前脚脚跟与后脚脚尖两者相距一脚之长。

4. 直线前进，自始至终　行进时，双脚行走轨迹应沿一条直线两旁，并呈现为两条平行线。同时克服身体左右摇摆，并使腰部至脚部始终都保持直线移动形态。

5. 双肩平稳，两臂摆动　行进时，双肩应当平稳，两臂自然前后摆动，幅度以 30° 左右为佳。摆动时，掌心向内，肘部自然弯曲，避免同向摆动或横向摆动。

6. 全身协调，匀速前进　行进时，保持均匀，男性每分钟约 100 步，女性约 90 步。另外，全身各个部分的举止要相互协调、配合，表现得轻松自然。

(二)行姿的种类

1. 后退步　与人告别时，应当先退后两三步，再转身离去。后退时脚轻擦地面，步幅要小，先转身后转头。

2. 引导步　为宾客带路时，要尽可能走在宾客左前方，整个身体半转向宾客方向，保持约两步的距离。遇到上下楼梯、拐弯、进门时要伸出左手示意，并提示客人上楼、进门等。

3. 前行转身步　在前行中要转弯时，要在远离转弯方向的一脚落地后，立即以该脚掌为轴转动全身，然后迈出另一脚。即向左拐要右脚在前时转身；向右拐要左脚在前时转身。

(三)行走中的礼仪

根据社交礼仪，在行走时，无论是身居闹市还是偏僻之地；无论单人独行还是多人同行，都应遵守一些基本的礼仪要求。此外，在不同行走条件下还有各自不同的具体要求。

1. 基本要求

(1)始终自律：在行走过程中，要严格约束个人行为，做到不吃零食、不吸烟、不乱扔废物、不随地吐痰、不与人过分亲密、不尾随围观、不毁坏公物、不窥视私宅、不违反交通规则等。

(2)相互礼让：在行走时，对于任何人，都应相互关心，相互帮助，相互体谅，礼让在先，友好相待。

①礼让行人：年轻者应该主动给长者让路，健康者应该给老弱病残者让路，遇到负重者、孕妇、儿童及行路困难者，要让他们先行。在狭窄处更要注意有序通过，不要争先恐后，更不能以强凌弱。因拥挤或不小心碰到别人，应该立即说"对不起"，不要若无其事，或是借题发挥。

②热情问候：行走过程中，遇到熟人，应该主动打招呼问候对方，不应视若不见。但在路上遇到久别的亲友，想多谈一会儿，应靠边站立，不应站在马路当中或人多拥挤处，以免妨碍交通。对于其他不认识者，如正面发生接触时，也有必要先向对方问好。

③文明问路：向他人问路时应使用尊称并抱歉打扰，事后应道谢。遇到他人向自己问路时，应尽力相助，必要时还可为之带路，不应不耐烦，甚至不予理睬。

④帮助老幼：遇到老弱病残者，应该主动上前关心、帮助，不要视若不见，甚至对其讥讽或呵斥。

（3）距离适当：行走在公共场合时，应注意随时与他人保持适当的距离。社交礼仪认为：人际距离不仅反映人们彼此之间的关系，而且也体现出保持距离的主动者对另一方的态度、看法。与人同行时，可以参照并正确运用人际距离的四种类型。

2. 不同场所行走的礼仪 在行走时，人们往往会置身于不同的处所，在这种情况下，既要遵守上述基本要求，又要根据具体情况具体对待。

（1）漫步：漫步一般不受时间、地点、速度等方面的限制。但应当避免在人多拥挤的道路上漫步，以免妨碍他人。

（2）上下楼梯：上下楼梯应注意姿势和速度。不管自己事情多么急，在上下楼梯时都不得推挤他人，或是坐在楼梯扶手上快速下滑。上下楼梯时快速奔跑也是欠妥的。正确做法为：①应单线行走，不宜多人并排而行；②应靠右侧行走，即右上左下，将左侧留出，以方便有紧急事务者快速通过；③若为人带路，应走在被引导者之前；④为了安全，不应该与人交谈，亦不允许站在楼梯上或楼梯转弯处与人深谈防碍他人通过；⑤与尊长、异性一起下楼梯时，若楼梯过陡，应主动行走在前，以防身后之人失足；⑥注意与身前、身后之人保持一定距离，以防碰撞。

（3）进出电梯：在进出电梯过程中，要注意以下问题：①注意安全：轻按按钮，当电梯关门时，不随意扒门或是强行挤入，不能在电梯内乱蹦乱跳或大声说话。如遇自己最后进入电梯而超载，应当主动退出，遇到故障及时拨打救援电话，遇火警不能使用电梯；②出入顺序：与陌生人同乘电梯，要依次进出，不要抢行。与熟人同乘电梯，当有人值守时，应后进后出；当无人值守时，应先进后出，并及时按住控制按钮，控制好电梯。

（4）通过走廊：通过走廊时需要注意以下四点：①单排行进，主动行于右侧，这样即使有人从对面走来也两不相扰；②若在仅容一人通过的走廊与对面来人相遇，应背靠墙壁，面向来人，侧身相让；③缓步轻行，保持安静。因走廊多连接房间，故切勿快步奔走、大声喧哗；④循序而行，不要为图省事跨越栏杆或行于其上。

（5）排队：日常生活中，经常会遇到排队，应注意下面四个方面：①自觉排队：保持耐心，不起哄、不拥挤、不插队；②遵守顺序：先来后到、依次排列；③保持适当间隔：人与人之间保持 0.5～1 米的间隔，避免前胸贴后背，如在银行、医院排队时，后面的人若贴得过紧会使前面的人感觉不舒服，或心生戒备；④不横穿队伍：不要从排好的队伍横穿过去，不得已的情况下，应先说声"对不起"。

（四）护士的行姿

护士行走时要精神饱满，头正肩平、双目平视、挺胸收腹、足尖向前，步伐正直，行走轨迹应呈直线，不拖脚发出响声，步态轻盈均匀。巡视病房、做操作时应步伐柔和无声、轻盈稳健，显示出成熟自信。即便有紧急抢救或病房传出呼唤时，也严禁慌乱奔跑，可适当加快步速，表现出一名职业护士急患者所急、工作紧张有序、忙而不乱的精神面貌，从而使患者产生安全感（图3-4）。

此外，在引导患者进入病区时，护士可以边行走，边将右手或左手从腹前抬起至上腹部处，五指并拢，掌心向上，腕关节要低于肘关节，以肘关节为轴向右或向左摆动，摆到身体右侧或左侧稍前的地方停止，朝向引导方向或介绍目标进行介绍。行走时，采用上身稍转向患者的侧前行姿势，边走边介绍环境。这样不仅能表示欢迎、诚恳和热情接待之意，又能随时观察患者的意愿和病情，及时提供护理服务。持病历夹时保持正面向上，左手握住病历夹右缘上 1/3 或 1/2 处，使病历夹下缘紧贴左侧胸部 1/3 处，夹面与上身呈锐角。

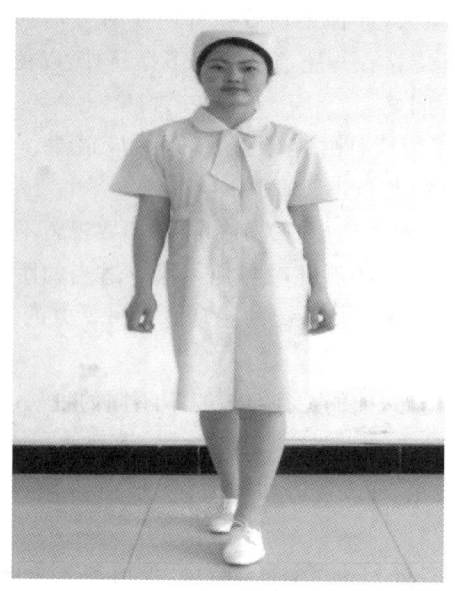

图 3-4　护士的行姿

知识拓展

行走时的位次排列

两人同行,前为尊,后为卑,右为大,左为小;三人并行以中央为尊,右边次之,左边又次之;男女同行,进出门时,男士应礼让女士先行,如出入电梯门,女士应先进后出。在餐会上,男士应让女士先行,以便为其介绍或引导就座。日常生活中,应该遵循男左女右的原则。男女两人在街上并行时,男士应让女士走在比较安全的一边,即男士应走靠马路车辆来往的一边。男士若与两位女士同行,不能走在中间,应该走在最左边。如果路窄只允许一个人通过,男士应该在女士身后行走。两男一女同行时,可让女士在中间行走。

(五)禁忌的行姿

1. 方向不定　行走时方向不明确,忽左忽右,变化多端,显得胆战心惊,心神不定。

2. 瞻前顾后　行走时左顾右盼,尤其是反复回过头来注视身后,或身体乱晃不止。

3. 声响过大　行走时用力过猛,导致声响大作,会妨碍或惊吓其他人,给人留下粗鲁、没教养的印象。

4. 八字步态　行走时两脚尖向内呈内"八"字步,或两脚尖向外呈外"八"字步。

5. 体不正直　行走时颈部前伸、歪头斜肩、耸肩夹臂、甩动手腕、扭腰翘臀、屈膝盘腿。

三、坐姿

坐姿,即人在就座之后所呈现出的姿势。坐姿总的要求是端庄、稳重、自然、大方。正确的坐姿,一般要兼顾角度、深浅、舒展等三个方面,真正做到"坐如钟"。坐姿的重点主要在于落座后的姿势,尤其应注意入座和离座时的姿势,避免出现令人尴尬的局面。

(一)坐姿的基本要求

1. 坐姿正确　在站姿的基础上,两手自然放于大腿之上,或放在身前的桌面上,或一左一右放在椅子扶手上,亦可双手叠放于身体一侧的大腿上或两手相握轻置于两腿上方中部;双膝自然并拢,双腿正放或侧放或叠放,如果前边无屏障或面对尊长时,需特别注意双膝并拢,男士可略分开,但不宜超过肩宽;正式场合应使躯干与大腿、大腿与小腿、小腿与地面之间呈90°角。

2. 深浅合适　通常情况下,不应坐满椅面或身靠座椅靠背,一般只坐椅面的前1/2~2/3,以表示对他人的尊敬和重视。

3.讲究方位 在谈话过程中,需根据谈话对象的座位方向调整自己的坐姿,以面对谈话对象,在调整过程中,上身与腿应同时转向一侧。

(二)坐姿的种类

1.双腿斜放式(女士坐姿) 要求双膝、双腿并拢,双脚向左或向右斜放,使斜放后的腿部与地面呈45°角(图3-5)。适用于穿裙子的女性在较低处就座。

2.斜叠式(女士坐姿) 在基本坐姿的基础上,左(右)腿斜放,右(左)腿叠放于另一腿上,需注意脚背绷直,脚尖外展(图3-6)。

3.伸屈式 要求大腿并拢后,向前伸出一条腿,并将另一条腿屈后,两脚脚掌着地,保持双脚前后要处于同一条直线上(图3-7)。

4.“正襟危坐”式(男女兼用) 适用于最正规的场合。要求上身与大腿、大腿与小腿、小腿与地面均呈直角,女士双膝、双脚完全并拢(图3-8)。

5.脚踝盘坐交叉式(女士坐姿) 适用于各种场合。双膝需先并拢,双脚在踝部交叉,需要注意交叉后的双脚可以内收,也可以斜放,但不宜过度前伸(图3-9)。

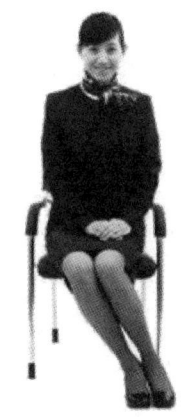 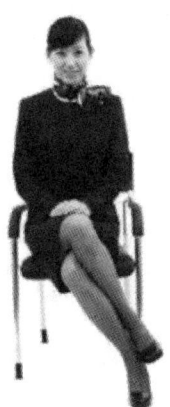 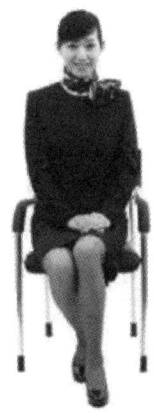

图 3-5 双腿斜放式　　　　图 3-6 斜叠式　　　　图 3-7 伸屈式

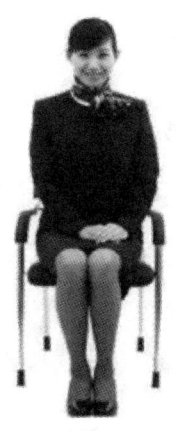 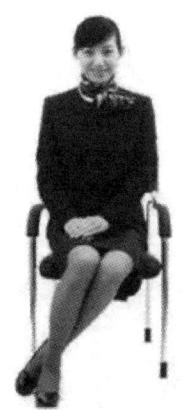

图 3-8 “正襟危坐”式　　　图 3-9 脚踝盘坐交叉式

6.叠放式(男女兼用) 在基本坐姿的基础上,左(右)腿垂直于地面,右(左)腿叠放于另一腿上,注意避免形成“4”字形坐姿(图3-10)。

7.开膝式(男士坐姿) 多为男性所用,属较为正规坐姿。在基本坐姿的基础上,上身与大腿、大腿与小腿均呈直角,小腿垂直于地面,双膝分开,但不得超过肩宽(图3-11)。

(三)入座与离坐的要求

1.讲究方位 在正式场合下,应遵循“左进左出”的原则,即无论从哪个方向走向座位,都应从椅子的左侧入座,避免人员互相碰撞的尴尬场面。

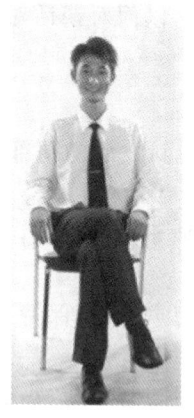

图 3-10　叠放式

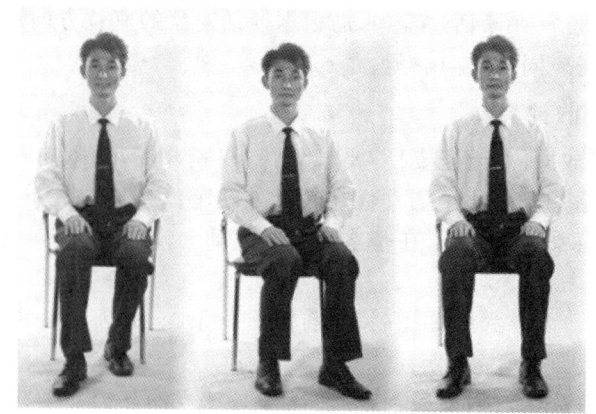

图 3-11　开膝式

2. 注意顺序　在人多场合,入座时须讲究先后顺序,礼让尊长。合乎礼仪的顺序有两种:一是优先尊长,即位尊者首先入座;二是同时就座,适用于平辈之间。值得注意的是,抢先就座是失态的表现。

3. 入座得体　入座时应走到座位的前方,转身背对座位,如距其较远,可以右脚后移半步,腿部接触座位边缘后,再轻稳坐下。如女士着裙装,应在入座前,先用双手捋平裙摆,然后坐下,以显端庄优雅。在调整坐姿过程中,应保持安静,体现仪态修养。男士落座时切不可有提裤腿的动作。

4. 离座谨慎

(1)离座前需示意:当有其他人在座时,应通过语言或动作向其示意,随后方可起身离开,以免惊扰他人。

(2)起身时要缓慢:避免起身离座时动作过快过猛,而发出声音或将物品弄倒。

(3)站稳后再行走:离开座椅时,应采取基本的站姿,站立稳定后方可行走,避免起身就跑或起身与行走同时进行。遵循"左进左出"的原则,从椅子左边离开。

(4)离座有先后:离座时要注意先后顺序,一般遵守尊者先离开的原则,平辈可以同时离座。

(四)护士的坐姿(图 3-12)

护士工作时,坐姿应端正,随时表现出服务意识,在护士站和病房不能随意就座。与患者交谈时,应挺直腰板以表示尊重对方或对谈话内容感兴趣。

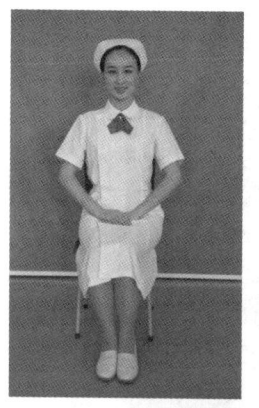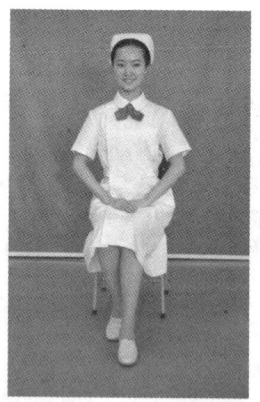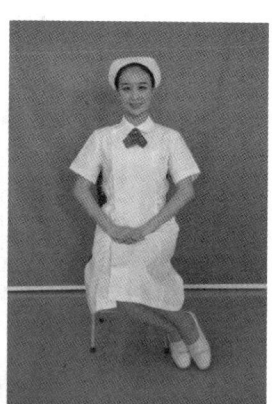

彩图

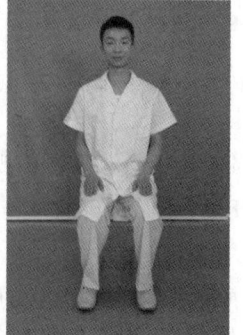

图 3-12　护士的坐姿

护士采用浅坐式,落座时先用单手或双手将平身后衣裙,上身微前倾,腰背挺直,肩放松,轻稳落座在椅面的前2/3处,两眼平视,抬头挺胸,双膝并拢,小腿后收,亦可一脚稍前、另一脚稍后,双手相叠轻置于同侧大腿中部。在非正式场合,可双腿叠放或斜放,叠放时需保持膝部以上并拢;斜放时小腿与地面呈45°角为佳。

(五)禁忌的坐姿

1.整体姿势不雅 如半躺半坐、前倾后仰、歪歪斜斜、左顾右盼。

2.手位放置不妥 将手夹在大腿中间或随意置于大腿上;将肘部支在桌上或双手抱头;抱膝或触摸身体其他部位;下意识敲打物品。

3.脚尖翘离地面 落座后不允许仅以脚跟触地,而将脚尖翘起。

4.随意架腿 双腿交叠未必不可,但应并拢且不留空隙。如果架"二郎腿"且留有太大空隙,则属失礼。

5.抖腿摇晃或高跷蹬踩 就座时,切勿反复抖动双腿;切勿将腿高跷置于桌椅或蹬踩他物,以免给人留下不文明的印象。

6.双腿直伸 不要把双腿直伸向前方,尤其避免伸至桌下,以免妨碍他人且影响坐姿美观。

7.双腿过度叉开 就座面对别人时,过度叉开大腿或者小腿,都是极不文明的表现。

四、蹲姿

蹲姿是由站立姿势转变为两腿屈曲、身体高度下降的姿势,属于特殊情况下的暂时性体态。虽然是暂时性体态,也要遵循礼仪规范。在日常生活中,人们对掉在地上的东西,一般习惯弯腰或蹲下将其捡起,而针对公共社交场合或从事服务行业的人员,对掉在地上的东西,若像普通人一样随意弯腰蹲下捡拾,是不合适的。

(一)蹲姿的基本要求

下蹲拾物时,应做到自然、得体、大方,不遮遮掩掩。下蹲时,应使头、胸、膝关节在一个平面上,展现优美蹲姿;两腿应合力支撑身体,避免滑倒。女士下蹲时应将腿靠紧,臀部下沉。

(二)蹲姿的种类

1.高低式蹲姿(图3-13) 男女都适用此姿势,但男士更方便。下蹲时,应左脚在前,右脚靠后;左脚完全着地,右脚脚跟提起;右膝低于左膝,右腿左侧可靠于左小腿,形成左膝高、右膝低姿势;上身稍前倾,臀部向下,身体重心在两腿上。若捡拾身体左侧的东西,姿势相反。

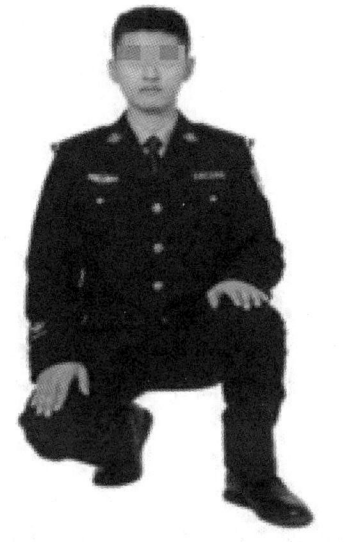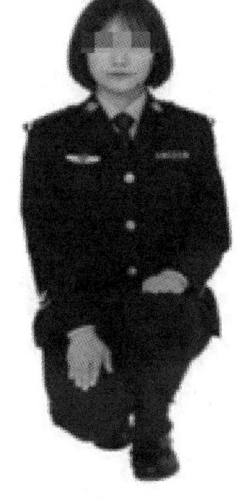

图3-13 高低式蹲姿

2. 交叉式蹲姿(图3-14) 交叉式蹲姿通常适用于女性,尤其是穿短裙的人员。下蹲时右脚在前、左脚在后,右小腿垂直于地面,全脚着地,左膝由后面伸向右侧,左脚跟抬起,脚掌着地。两腿前后靠紧,合力支撑身体。臀部向下,上身稍前倾。

3. 半蹲式蹲姿 基本特征为身体半立半蹲。主要要求是在蹲下时,上身稍许弯下,但不宜与下肢呈直角或锐角;臀部下沉,不要撅起;双膝可微屈,其角度可根据实际需要有所变化,但一般应为钝角;身体的重心应放在一条腿上;两腿之间不宜过度分开。

4. 半跪式蹲姿(图3-15) 又叫作单膝点地式蹲姿,属于非正式蹲姿,多用在下蹲时间较长,或为了用力方便时。主要要求是下蹲后,一腿单膝点地,用脚尖撑地,臀部坐在脚跟上。

(三)护士的蹲姿(图3-16)

护士下蹲操作时,应遵循左脚在前、右脚稍后、双脚靠紧、臀部向下的蹲姿要领,以显示出文雅与对患者的尊重。俯身拾物时,应走近物体,右脚后退半步屈膝下蹲,左手扶住衣裙下摆,右手拾物,保持美观省力。

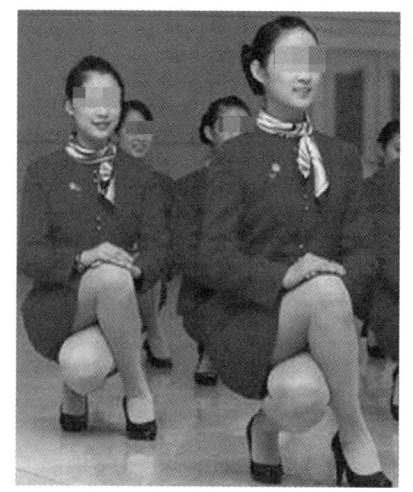 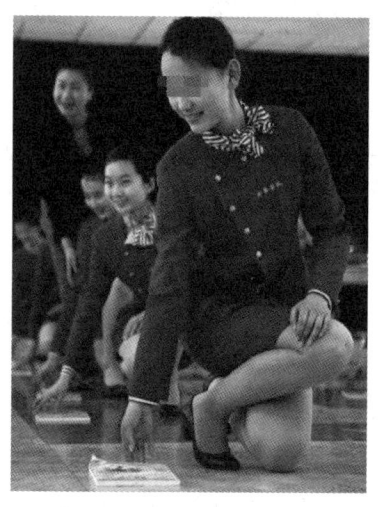 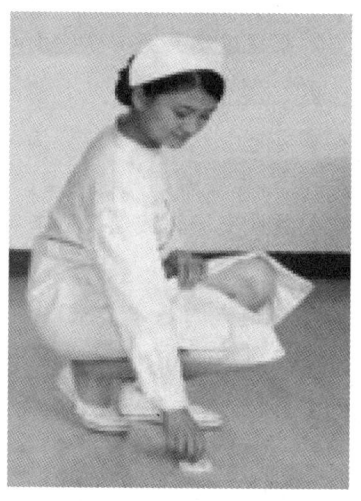

图3-14 交叉式蹲姿　　　　图3-15 半跪式蹲姿　　　　图3-16 护士的蹲姿

(四)蹲姿的禁忌

无论全蹲还是半蹲,手要尽量贴近腰部,尽可能使动作看起来优美。应保持两腿靠紧,臀部向下,以塑造典雅优美的蹲姿。具体来说,在公共场所,蹲姿有以下三条禁忌:

1. 面对他人 这样会使他人感到不便。

2. 背对他人 这样会显得不够尊重对方。

3. 双腿叉开 这样会在他人面前不够雅观。

五、手姿

手姿又称手势,是人的两只手及手臂所做的动作,而双手的动作是手姿的核心。如果说眼睛是心灵的窗口,那么手就是心灵的触角和指向。手势能表达多种微妙的情感,如坚强或柔软、热情或冷淡、狠毒或善良、粗暴或温柔等。同时也可以表达各种含义,如招手致意、挥手告别、握手问好、摆手拒绝、拍手称赞等。因此,手势是人们在交往中不可缺少的富有表现力的一种"体态语言"。

(一)手姿的基本要求

手姿动作宜少不宜多、宜小不宜大。指向别人时要掌心向上,手指自然并拢,指尖朝向别人。指向自己时应掌心向内,轻拍胸脯,切忌用拇指指自己。一般情况下掌心不宜向下。

(二)常用的手姿

就手的动作而言,手势的"词汇"十分丰富,表达的含义也非常广泛,表达的情感亦复杂微妙。每个民族都有其独特的文化传统,因此,不同民族的手势语也有着很大的差异性。

1. 握手(图 3-17) 握手是日常生活中应用最多的一种交际礼节,全球多数地区把握手作为欢迎对方的表达方式。但是在握手时,要把握分寸,过分的用力或无力,过分的热情或冷淡,都是不受欢迎的。同时也要掌握各民族的差异:北美人以紧握有力表示相互致意,但中东人和许多东方人在握手时动作轻柔,轻轻握一下即可,因为在他们的文化里,紧紧握手意味着挑衅。

(1)方法:与人握手时,双方应相对而立,距离约 60 厘米。过远会显得生疏,过近则会显得局促。握手时,上身微微前倾,头微低,右手伸出时,四指并拢,拇指上仰,手掌与地面垂直,目视对方,神情专注,面带笑容。与亲密朋友握手时,虎口契合,可适当用力,并上下摆动,不要左右摆动。

如果伸手无力、手指僵硬、只触及对方手指则是轻慢对方。男女相握时,只握四指,不可契合太紧,力量要小些。握手时间一般控制在 2～3 秒,久别重逢可适当延长。

(2)原则:行握手礼时,必须注意伸手的先后顺序。一般来说,长者、尊者与晚辈握手应由长者、尊者先伸手;上级与下级握手应由上级先伸手;学生与老师握手应由老师先伸手;女士和男士握手应由女士先伸手,如果女士不伸手、无握手之意,男士点头致意即可;已婚者和未婚者握手应由已婚者先伸手。社交场合中先到者和后到者握手,一般应由先到者先伸手;客人到达时,主人应主动握客人的手;客人告辞时,则应由客人先伸手。当然对这些基本原则,要视具体情况而定,例如,领导者到基层视察,群众会争先恐后与之握手,领导者就应该礼貌回应。此外,从礼仪的角度来说,无论什么人,如果忽略了握手礼的先后次序而先伸出了手,对方都应不迟疑地回握。

一人需与多人握手时,应遵循一定的顺序。社交、休闲场合以年长者、女士为先;公务场合以身份、职务高者为先。与人握手时要注意与对方互动,伸手过早有时可能会显得尴尬,过迟则显得高傲无礼。

(3)禁忌:握手应注意时机和场合。比如正在打电话,或刚从厕所出来,不要上前握手。握手时不要敷衍、东张西望,也不要跟甲握手时同时同乙打招呼。一般不用左手相握,男士不可戴手套或用不洁、出汗之手与人相握。女士若戴长纱手套,不必脱手套握手。除长辈、女士外,与人握手都应起立,坐着与人握手是不礼貌的。忌双手长时间紧握别人手不放。见面与告辞时,不要跨门槛握手。与人握手后,避免立刻用纸巾、手绢擦手或洗手。握手时,避免嘴里有食物或吸烟。

在任何情况下拒绝对方握手请求都是无礼的,但手上有水或不洁时,应婉拒,同时必须解释说明并致歉。

2. 挥手(图 3-18) 挥手的含义主要是向人打招呼或告别,适用于距离较远的场合。由于地区和习惯的差异,虽然表达的是同样的意思,但挥手的方式方法也有不同。北美人通过举臂张开手来回摆动的方式向人打招呼或告别,或者引起远处他人的注意。在欧洲,这个动作表示"不",打招呼则是以手在腕部上下挥动表示。

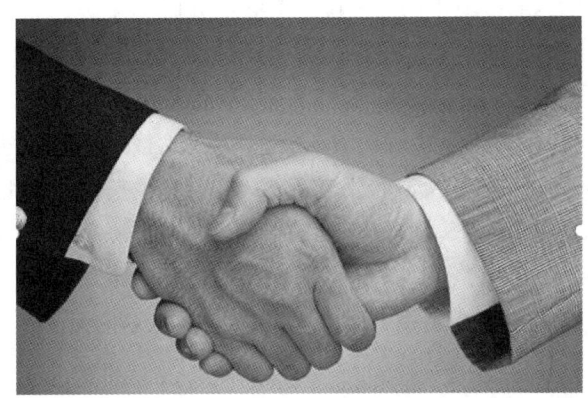

图 3-17 握手

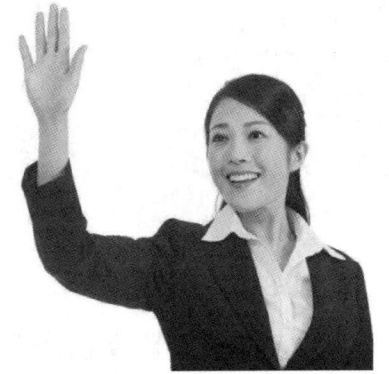

图 3-18 挥手

3. 竖拇指（图 3-19）　竖起拇指面向他人，其余四指蜷曲，以示称赞。不可将右手拇指竖起反向指向其他人，此动作有自大或藐视之意，也不宜自指鼻尖，此动作有自高自大、不可一世之意。竖拇指在很多国家表示支持和赞同，如"了不起"或者"非常棒"等含义。但在某些国家，竖拇指却有着截然不同的特殊含义，如在北美表示请求搭便车；在澳大利亚，竖起大拇指上下摆动表示侮辱人；在希腊被视为驱逐之意；在尼日利亚等地被认为是粗鲁下流的行为；在日本和德国，竖起大拇指仅仅用来计数，分别代表"5"和"1"。

4. "OK"手姿（图 3-20）　拇指和食指构成环形，其他三指伸直，形成"OK"手姿，常表示赞扬和允许的意思。然而在法国南部，其意思却表示"劣等品""零"或"毫无价值"等。在日本，该手姿表示"钱"。在希腊、巴西等地，该手姿具有侮辱性。因此在这些国家，切忌使用"OK"手姿。

5. "V"字形手姿（图 3-21）　食指和中指分开形成"V"字形，拇指蜷曲压于无名指和小指上，这个动作几乎在全球都被认为是"胜利"或"和平"的意思。但在表示胜利时，手掌一定要保持向外。若掌心向内则暗含侮辱之意。

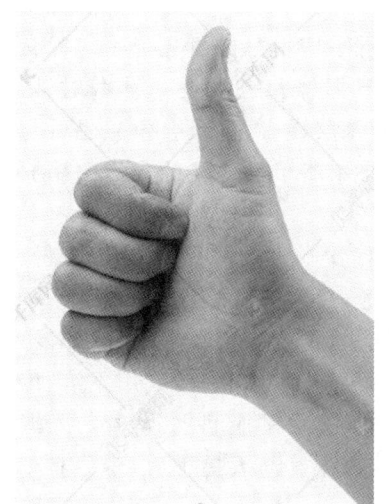　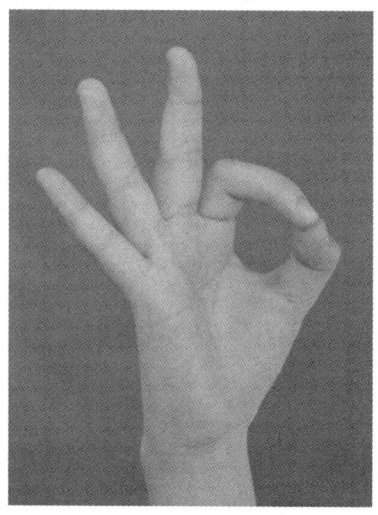　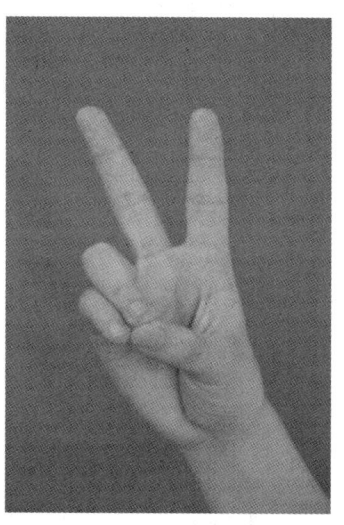

图 3-19　竖拇指　　　　　图 3-20　"OK"手姿　　　　　图 3-21　"V"字形手姿

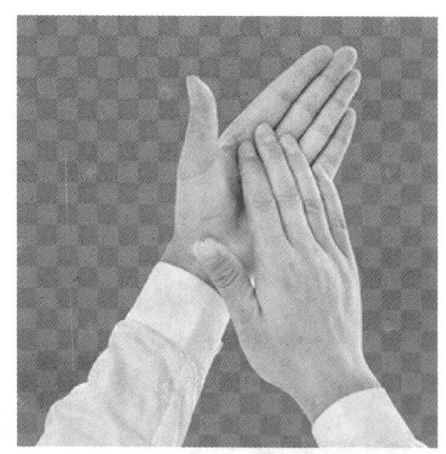

图 3-22　鼓掌手势

6. 鼓掌（图 3-22）　用于表示欢迎、祝贺、支持，其做法是双手掌心相对，有节奏地相互拍击，多用于会议、演出、比赛或迎候嘉宾。必要时应起身站立，鼓掌应自然、热烈、发自内心，不应戴手套。

7. 指示　用来引导他人或指示方向的手姿。将右手或左手抬至一定高度，四指并拢，拇指微微张开，掌心向上，表示"请"。进行指引时，以肘部为轴，手臂横摆朝向目标伸出。在楼梯拐角或上下楼梯时，应一边以手势引领示意，一边口头告知"请注意脚下""请右拐"等。护士正确优美的手势指引可以帮助患者了解病区环境，准确到达目的地，也可以给人留下真诚服务的良好印象。指示的手姿有以下几种。

（1）横摆式引领（图 3-23）：用于介绍或指示方向。做这个姿势时，依据手姿的基本要求，将手臂向同侧方向展开。

（2）曲臂式引领（图 3-24）：适用场景同横摆式，所不同的是当你将客人引向左侧时，是用右手向左屈臂指引。

(3)直臂式引领:适用于多人引导。基本要领为一臂高举,前臂与上臂呈 140°~160°,并侧体配合行进。

(4)斜下式引领(图 3-25):多用于"请坐""请喝茶"等接待工作。基本要领为手臂伸向前方,并略微向下。

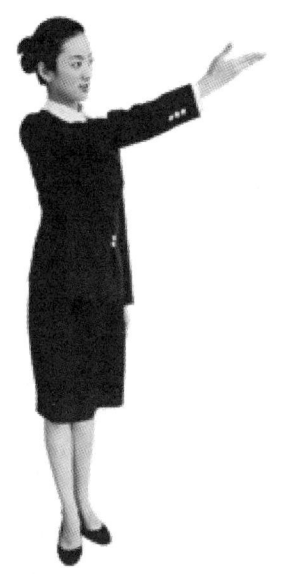 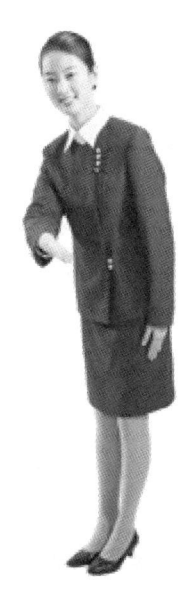 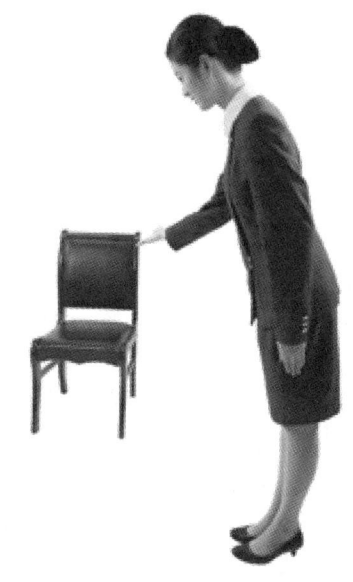

图 3-23 横摆式引领　　　　　图 3-24 曲臂式引领　　　　　图 3-25 斜下式引领

(5)双臂速摆式引领:多用于面对众人时(如领导讲话),示意就座或示意安静。基本要领为双臂同时向外侧划动,并在一定位置停滞,掌心向下,不可划动过大。

(6)双臂横摆式引领:多用于多人引导。基本要领为双臂同时向一侧摆动,并在一定位置停滞。保持一侧手臂向身体侧方伸直,另一手臂弯曲。

(三)手姿的禁忌

1.易于误解的手姿　因个人习惯和文化背景不同,有些手姿被赋予了不同的含义。如"OK"手姿在英国、美国表示赞同,在日本表示钱,不了解的人很容易产生误会。因此,在不了解当地风俗习惯时,宁愿不用也不要乱用。

2.不卫生的手姿　在他人面前挠头皮、掏耳朵、挖眼屎、抠鼻孔、剔牙齿、抓痒痒、摸脚丫、剪指甲等动作,都显得极不卫生,让人感觉不礼貌。

3.不稳重的手姿　在大庭广众之下,双手乱动、乱摸、乱举、乱扶、乱放,或是咬指尖、折衣角、抬胳膊、抱大腿等手姿,应当禁止。

4.失敬于人的手姿　掌心向下挥动手臂,勾动食指招呼别人,用手指指点他人,都是失敬于人的手姿,均应禁止。

思政课堂

　　小心你的思想,它会变成你的语言;小心你的语言,它会变成你的行动;小心你的行动,它会变成你的习惯;小心你的习惯,它会变成你的性格;小心你的性格,它会变成你的命运。

——撒切尔夫人

任务三 护理工作中常用的姿态

内科病区,护士长带领护士做晨间护理,整理床头柜、床旁椅子等。稍后,护士甲手持病历夹与护士乙进行床头交接班,护士丙和护士丁推着治疗车、端着治疗盘给患者发药。

问题:

在以上护理工作情景中,体现了哪些姿态礼仪?

一、端治疗盘(图 3-26)

端治疗盘时,双手端托治疗盘两侧边缘的中 1/3 处,大拇指置于盘的两侧,其他四指托住盘底,不可触及盘的内侧,双肘靠在身体两侧腋中线,肘关节呈 90°,自然贴近躯干;取放、行进时保持治疗盘重心平稳;开门时不能用脚踢门,也不能用治疗盘推门,而应用肩部或肘部将门轻轻推开。

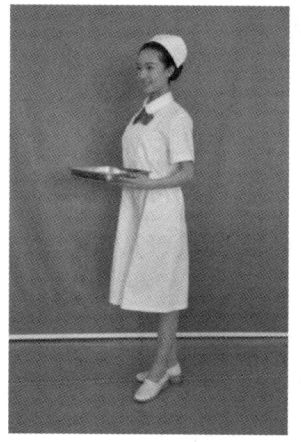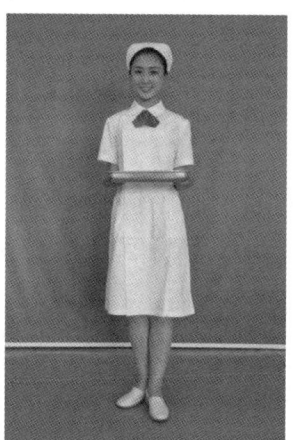

彩图

图 3-26 端治疗盘

二、持病历夹

(一)侧胸式(图 3-27)

病历夹正面向上,左手握住病历夹右缘上 1/3 或 1/2 处,病历夹下缘紧贴左侧胸部下 1/3 处,夹面与上身呈锐角,前部稍上抬,右手可适当辅握。

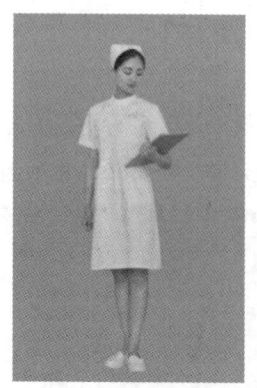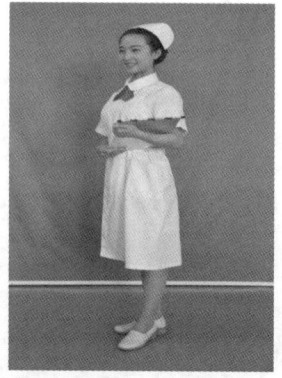

图 3-27 持病历夹(侧胸式)

（二）腋下式（图 3-28）

病历夹正面向右，左手握住病历夹右缘上 1/3 或 1/2 处，左臂紧贴身体左侧腋中线，病历夹与上身呈锐角。

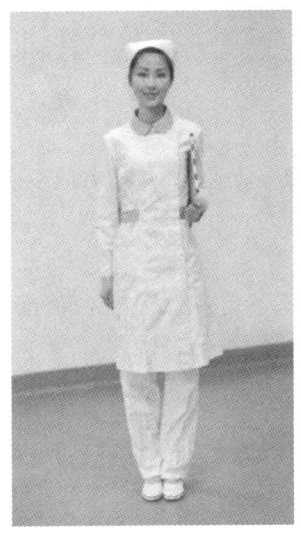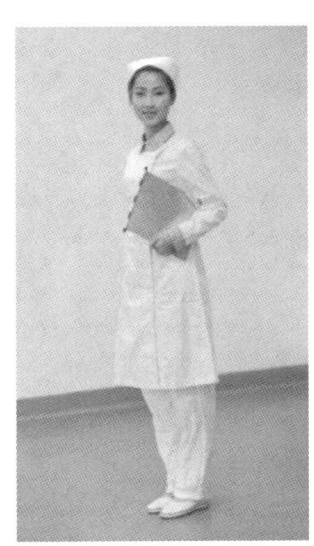

图 3-28 持病历夹（腋下式）

三、推治疗车（图 3-29）

推治疗车时，护士应位于车后，双手扶把，把稳方向，双臂均匀用力，抬头、挺胸、直背、躯干略向前倾，行进、停放平稳。推车时既要注意控制速度，又要保持轻、稳。入室前需停车，用手轻推开门后，方能推车入室，不可用车撞开门，入室后应先关上门，再推车至病床旁。

四、搬放椅子（图 3-30）

（一）搬放椅子的方法

护士应站在座椅的后面，双脚前后错开半步，双膝微屈，以身体的一侧贴近椅背；一手抓握椅背下缘中部，四指并拢托住椅背下缘，拇指自然朝前下方，另一手四指并拢扶在椅背上缘，然后自然直立，向上提起椅子，放下时要轻稳。

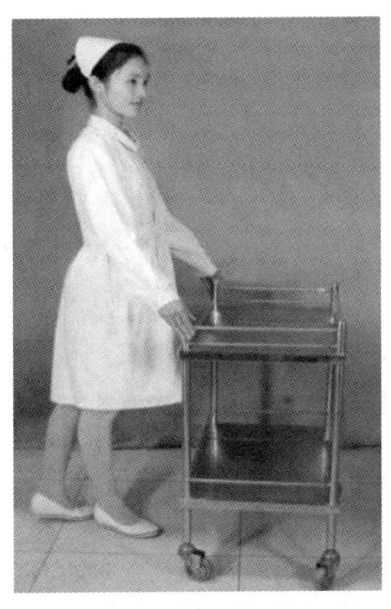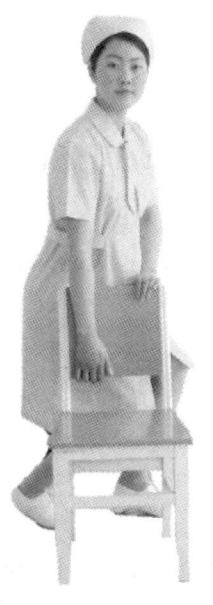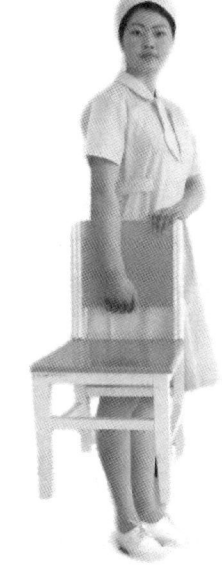

图 3-29 推治疗车　　　　图 3-30 搬放椅子

(二)注意事项

搬起和放下椅子时,上身要始终保持直立,身体协调,整体动作应美观;应避免与其他物品碰撞发出声响,保持安静。

五、传递物品

(一)递物接物的基本要求

护考提示　递物接物的方法

上身略向前倾,微笑欠身,目光注视,递物者应双手持物郑重递送,接物者应双手捧接并认真致谢。

(二)递物接物的方法

1.递物的方法

(1)递交文件或图书杂志:若向对方递交文件或图书杂志,应使文字正面向上,以方便对方阅读的方向递送,不可倒置。

(2)递交名片:双方初次相识时互赠名片,递出时应双手恭敬递上。

(3)递交锐器(图 3-31):当递交刀、剪、笔等锐利物品时,应将锋利端朝向自己,不可将锋利端指向对方。

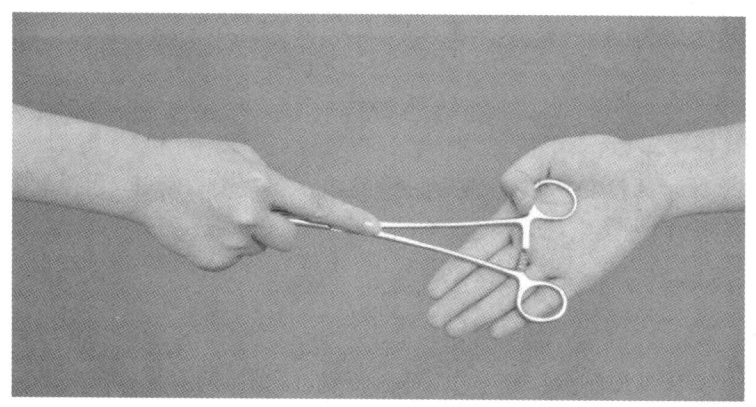

图 3-31　递交锐器

(4)递送瓶装饮料:应左手托住杯底,右手扶握距瓶口 1/3 处。

2.接物的方法

(1)接受他人名片时,应双手接过,接过名片后应认真观看,以表示对对方的尊重。

(2)接受其他物品时,应双手承接,同时点头示意或致谢,但在手术过程等特殊情况下可单手接物品。

(3)无论何时从别人手中接过任何物品,都要表示感谢。

(三)递物的禁忌

1.不要单手递物　禁止单手递物,尤其是对长者或上级。

2.配合礼貌用语　将物品递给别人时应双手递交,不能将物品一声不吭地扔给他人或扔在桌面上。

六、出入病房

1.进入病房前先通报　护士进入病房前,应采取叩门等方式向病房内的患者及其家属示意,不要贸然入内,以免惊扰他人。

2.用手开关房门　一般情况下,护士在进出病房时,应用手轻开、轻关房门,不可用身体其他部位(如肘部、膝部、脚)开门,或任由房门自由开关。

3.进出房门时要面向他人　若房间内有人,护士进出房门时要面向对方,不应反身关门或背向他人。

4.礼让进出　当与他人同时进出病房时,护士应后进后出,以示礼貌。

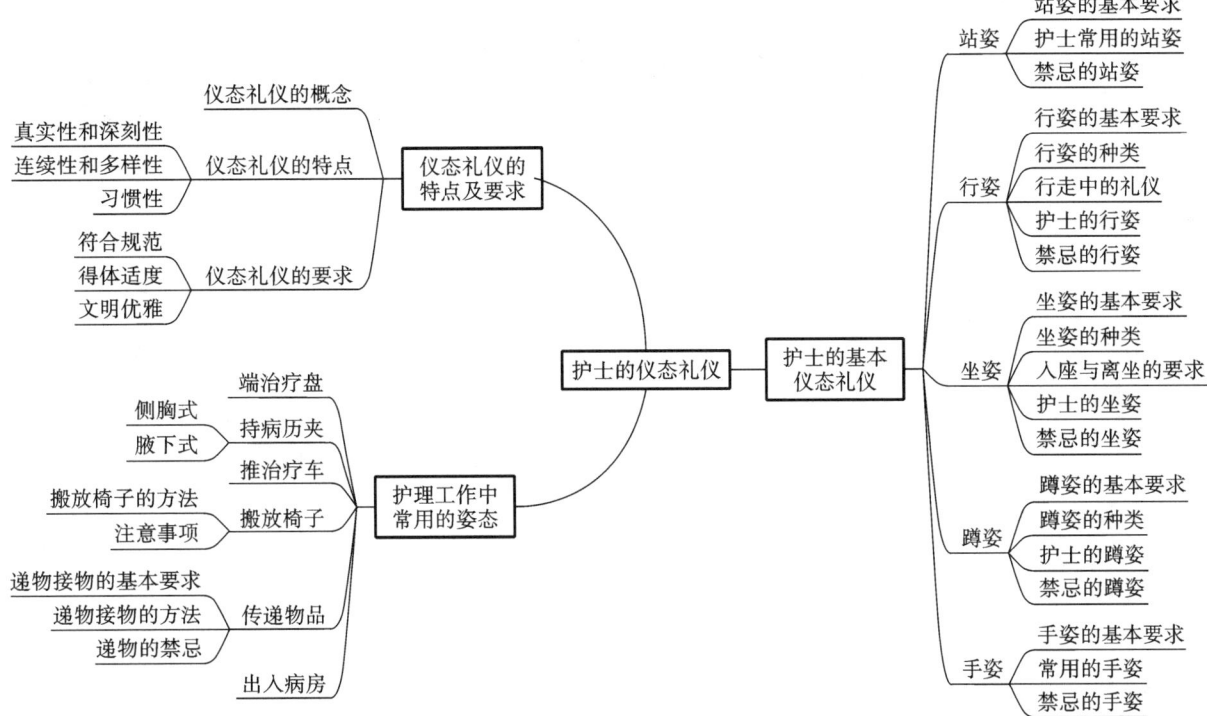

→ 项目小结

→ 直通护考

在线答题

(邓翠珍　曹淑媛)

护士的交往礼仪

PPT 项目四

学习目标

【知识目标】

掌握日常交往礼仪的基本要求及注意事项、书面应聘礼仪和应聘面试的基本规范;熟悉涉外礼仪基本规范。

【能力目标】

能够利用所学知识规范日常交往中的行为举止;能够按照礼仪规范做好应聘准备。

【思政目标】

具备良好的交往礼仪风范;与人沟通交往时仪态得体,具有亲和力。

项目导言

人际交往指个体通过一定的语言、文字、肢体动作或面部表情等表达方式将某种信息传递给其他个体的过程。交往礼仪是人们在社交场合中形成并被大家认同、接受的交往准则和规范。护士作为医疗团队中不可或缺的一员,承担着照顾患者和提供医疗服务的重要任务,在与患者和其他医护人员的交流中,其礼仪举止和交流方式至关重要。因此,护士只有掌握好交往礼仪,才能更好地履行工作职责,提高护理工作质量,从而更好地为服务对象提供优质护理服务。

任务一　日常交往礼仪

案例引导

在单位,护士小张和同事关系非常融洽,平时习惯以姐妹相称。这天,新同事李华第一天上班,由小张给其他同事做介绍,小张将他带到护士长面前说:"许姐,这位是新来的同事李华。""李华,这位是许姐,你们认识一下吧。"

问题:

(1)指出护士小张在介绍中的不妥之处。

(2)假如你是护士小张,会怎样介绍?

一、称谓礼仪

称谓也叫称呼,属于社交礼仪范畴。称谓礼仪是在对亲属、朋友、同事或其他有关人员称呼时所使用的一种规范性用语,它不仅能恰当地体现当事人之间的关系,还能体现一个人的涵养。人际交往,礼貌当先;与人交谈,称谓当先。在日常工作选择适当、准确的称谓,是社交活动中的一种基本礼貌,可反映一个人的文明修养和学识,以及对对方的尊重程度,既利于交谈的顺利开展,也体现着双方关系发展所达到的文明程度和社会风尚。由此可见,正确掌握和运用称谓,是人际交往中不可缺少的礼仪因素。

(一)称谓礼仪的原则

称谓要文明礼貌。使用尊称是人际交往的基本原则之一,每个人都有自尊心,希望得到别人的尊敬和认可。礼貌得体的称谓既可以表达对别人的尊重,也可以表现自身的文明素养。如用"您"比用"你"更能体现敬重,用"老师""叔叔""经理"等具体称谓比单用"您"更显专业。此外,使用量词"位"也可表示尊重,如"这位同学"比"这个同学"更得体。其次,称谓要遵守常规,符合民族、文化、传统及风俗习惯等。如中国人不能直呼父母姓名,以表示对父母的尊重。

称谓还要考虑具体场合和双方关系。如正式场合不能使用昵称;对医生、教师或行政人员可以称呼其职业或职务;存在多重关系时,在正式场合应选择公众称谓,如"经理""主任",在私下场合可以选择亲密称呼,如"姑妈""舅舅"等。

(二)称谓的方式

1.姓名称谓 姓名,即一个人的姓氏和名字。姓名称谓是常用的一种称呼形式。用法大致有以下几种情况:全姓名称谓,即直呼其姓和名,如"陈晓""李若溪"等。全姓名称谓有一种庄严感、严肃感,一般用于正式场合。若对方比较熟悉而且是同辈,可以在姓前加"老"字相称,如"老陈";若对方比自己年龄小、职位低,可以在姓前加"小"字相称,如"小陈";若对方比自己大、德高望重,可以在姓后加"老"字相称,如"陈老"。

2.职务称谓 职务称谓就是用所担任的职务作称呼,表示对他人的尊重和爱戴。这种称谓方式自古就有,如对杜甫,因他当过工部员外郎而被称"杜工部";诸葛亮因是蜀国丞相而被称"诸葛丞相"等。现在使用职务称谓的现象已相当普遍,旨在表示对对方的尊敬。职务称谓主要有三种形式。

(1)行政职务称谓:如"李局长""张校长""刘经理""赵主任"等。

(2)专业技术职称称呼:如"王教授""宋工程师""陈工""刘总"等。

(3)职业尊称:即用其职业当作称谓,以表示对该职业的尊重,如"方老师""祝警官""赵医生""刘会计"等。此外,不少行业可以用"师傅"相称。

3.性别称呼 对于从事商业、服务性行业的人,可按性别分别称呼其为"小姐""女士""先生",其中"小姐"和"女士"二者的区别在于:未婚者称"小姐",已婚者称"女士"。

4.称谓礼仪禁忌

(1)不使用任何称谓,直接开始对话,如直接对患者说"输液了"。

(2)在社交场合中不要念错他人的姓名,以避免尴尬。

(3)在正式场合不能用小名或乳名,更不能给他人起绰号,否则会伤害交往的对象,并显得低俗且缺乏教养。

二、介绍礼仪

介绍是人际交往中与他人进行沟通、增进了解、建立联系的一种基本社交方式。它是通过自己主动沟通或者第三者引荐,使交往双方彼此认识、建立联系的一种社交方法。正确应用介绍礼仪,不仅可以扩大社交圈、广交朋友,还有利于自我展示,在交往中消除误会,减少不必要的麻烦。

(一)介绍的礼仪要求

1.介绍顺序 在介绍过程中,应遵守"受尊敬的一方有优先了解对方的权利"的原则介绍双方。

(1)晚辈介绍给长辈:如"张叔叔您好,这是我的同学王浩。"

(2)职位低的人介绍给职位高的人:如"孙院长您好,这位是教务科李科长。"

(3)男士介绍给女士:如"袁小姐您好,请允许我向您介绍,这位是方先生。"

(4)客人介绍给主人:如"秦伯伯您好,这是我的同事张丽""张丽,这是秦伯伯。"

(5)非官方人士介绍给官方人士。

(6)其他介绍顺序:将迟到者介绍给早到者;将未婚者介绍给已婚者;先介绍自己,后介绍他人;如果介绍双方年龄相仿、性别相同、职位相当时,可不分先后自由介绍。

2.介绍的正确姿势 为他人做介绍时,应站立在被介绍者的身旁,身体上部略倾向于被介绍者,伸出靠近被介绍者一侧的手臂,上臂与前臂呈弧形,掌心朝上,四指并拢,大拇指自然分开,指尖朝向被介绍者方向,眼神要随着手势转向被介绍者,并向另一方点头微笑,切忌用手指指指点点。介绍自己时,可将右手放在左胸上,不可用手指指向自己。

3.介绍内容 介绍的语言要简洁,使双方彼此认识即可。正式场合要详细介绍双方的姓名、职业、职称、单位等信息,以便双方采取合适称谓。

(二)介绍的方式

1.自我介绍 自我介绍是指在介绍中以自己为主角,向别人说明自己的情况。自我介绍是人们相互认识的常用方式之一,常用的自我介绍形式有以下几种。

(1)应酬式:适用于办理公务、公共场所或一般社交场合。介绍者与对方属于泛泛之交,或早已认识,但为了确认身份而介绍,内容通常只说姓名而不涉及其他。例如"您好,我叫陈晓"。

(2)工作式:适用于工作场合,这种介绍往往需要说明本人姓名、工作单位、担任的职务或从事的具体工作,这些又称为自我介绍"三要素",如"您好,我叫祝珊珊,是市医院护理部主任。""陈阿姨您好,我是您的责任护士张晶,您叫我小张就可以了"。

(3)交流式:适用于各种非公务活动及私人聚会,多在需要与交往对象进一步交流与沟通时使用,可以拉近彼此的距离,介绍的内容应详细,包括姓名、单位、籍贯、学历、兴趣、爱好等。

(4)礼仪式:适用于讲座、报告、演出、庆典、仪式等正规而隆重的场合,介绍的内容包括姓名、单位、职务等,并加上一些谦词或敬语,以示礼待对方,如"各位同学大家好! 我是护理教研室的主任苏晴,我代表全体护理教师对新同学的到来表示热烈欢迎!"

2.介绍他人

(1)标准式:适用于正式场合,介绍内容以双方的姓名、单位、职务为主。

(2)礼仪式:适用于特别正式场合,是一种更为正规的介绍方式,介绍内容同标准式介绍内容,但在语气、称谓、表达上更为礼貌、谦恭,如"薛院长,您好! 请允许我把××学校的杨校长介绍给您。""杨校长,这位就是××学院的薛院长。"

(3)强调式:适用于社交场合,其内容除了被介绍者的姓名外,往往还会强调被介绍者与介绍人的特殊关系以便引起对方的重视,如"孙医生您好,这位是我妹妹张娟,现在您科室住院,请您多多关照"。

(4)简介式:适用于一般的社交场合。往往只介绍双方的姓名,然后由双方自行交流。

(5)推荐式:适用于比较正规的场合,介绍者会重点介绍被推荐者的优势,如:"刘院长您好,这是××卫生学校的应届毕业生,一直担任班级团支书,综合能力很强,去年还在全国职业院校护理技能大赛中荣获一等奖,是一名很优秀的毕业生。"

三、见面礼仪

(一)握手礼仪

握手礼仪是中国人常见的见面礼仪和告别礼仪(图 4-1)。

1.握手的要求 握手时,走到握手对象面前约一步距离,两足立正,上身要略向前倾,头要微低一些,目视对方,微笑致意或问好,伸出右手,四指并拢,拇指张开与对方相握,上下微微抖动 3～4 次,时间以 3 秒钟左右为宜,然后与对方的手松开。

2.握手的次序 根据礼仪规范,握手时应遵循"尊者决定"这一原则。一般地说,长辈与晚辈握手,应由长辈先伸出手;男士与女士握手,男方需待女方伸出手后才可握手,如果女方不伸手,没有握手的意愿,男方可点头致意或鞠躬致意;朋友、同龄人见面,先伸出手者更有礼貌;当客人抵达时,主人应先向客人伸手,以表示热情、亲切。在客人告辞时,则应由客人首先伸出手来与主人相握,表示感谢和再见。

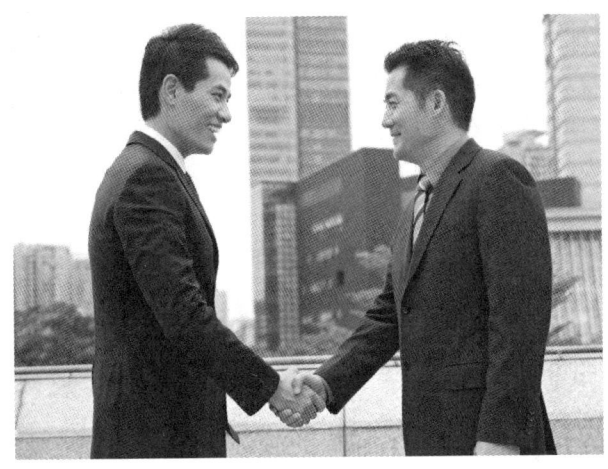

图 4-1　握手

3. 握手的注意事项

(1) 禁忌坐着与人握手,除非身体条件或场所限制。

(2) 禁忌戴手套与人握手,女士在社交场合可以戴着薄纱手套握手。

(3) 不能用左手与他人握手。

(4) 禁忌在握手时另外一只手插在衣袋里或拿着东西。

(5) 握手时不能左顾右盼,不能面无表情或过分客套。

(6) 不能拒绝他人主动握手的伸手,以示尊重。

(二)名片礼仪

名片是一种经过设计,能表示自己身份、便于交往、开展合作的卡片。名片是一个人身份的象征,当前已成为人们社交活动的重要工具。恰到好处地使用名片,既可以显示自己的风度和修养,又可以更快地帮助自己融入交流。因此,名片的递送、接受、存放也要讲究社交礼仪。

1. 名片内容　名片上的内容应包括姓名、地址、邮政编码、电话号码、单位、职称、社会兼职职务等。

2. 递交名片礼仪(图 4-2)　在社交场合,名片是自我介绍的简便方式。交换名片的顺序一般是:"先客后主,先低后高"。职位低者、年轻者先递交名片,再由职位高者、年长者回赠。在圆桌场合集体递送名片时应按顺时针方向,由近及远,依次进行,切勿跳跃式地进行,以免有厚此薄彼之感。递送时应起身,将名片正面面向对方,双手递交。目光正视对方,面带微笑,并大方地说"这是我的名片,请多多关照"。名片的递送应在介绍之后,在尚未弄清对方身份时不应急于递送名片,更不要把名片视同传单随便散发。

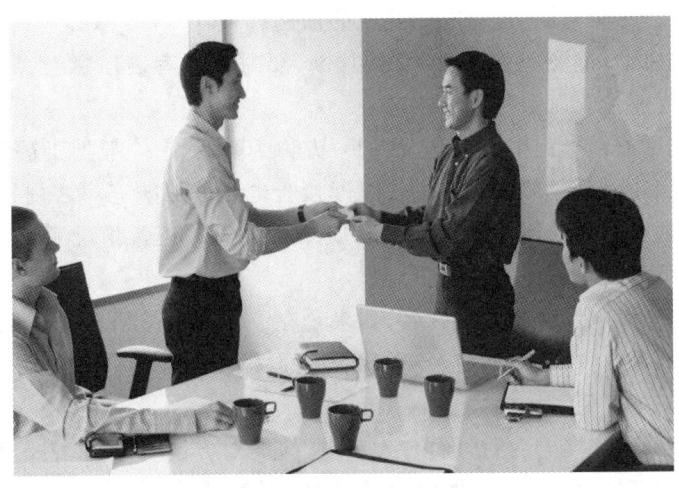

图 4-2　递交名片

3.名片的接受 当对方表示要递交名片给自己或交换名片时,应暂停手中正做的其他事情,起身站立,面带微笑注视对方,双手恭敬地接过名片时应说"谢谢"。接过名片,认真阅读名片内容,阅读时可将对方的姓名、职称念出声来,并抬头看看对方的脸,使对方产生一种受重视的满足感。然后回敬一张本人的名片,如身上未带名片,应向对方表示歉意。在对方离去之前,或话题尚未结束,不必急于将对方的名片收藏起来。

4.名片的存放 接过别人的名片切不可随意摆弄或扔在桌子上,也不要随便地塞在口袋里或丢在包里,应放在西服左胸的内衣袋或名片夹里,以示尊重。

5.名片的索要 需要向对方索要名片时,可用相互交换名片的方式,也可用询问的方式。如"我们可以交换一下名片吗""以后怎样与您联系"等。如果没有必要,尽量不要强行索要他人名片。当他人索要名片而自己不便提供时,应进行解释,"真对不起,我的名片用完了"。

护考提示 电话礼仪

四、通信礼仪

通信是一种常见的沟通方式。人们可通过电话、短信及电子邮件了解对方的意图、性格、情绪及心境等。对于陌生人来说,甚至还可以根据通信的过程判断对方的风度、气质和修养,这就是通信的作用和魅力。在日常生活中,电话礼仪以及网络礼仪是通信礼仪中常见的两种形式。

(一)电话礼仪

在日常生活和交往中,电话已经成为现代人不可缺少的通信工具,人们通过电话进行工作联络和情感沟通。虽然电话联系不是面对面的交往,但是一个人的"电话形象"可以通过电话中的语言、内容、声音、语气、语调体现出来。它可以真实地反映个人素养、待人接物的态度乃至通话者所在单位的整体水平,电话礼仪主要涉及拨打电话和接听电话的礼仪规范。

1.拨打电话礼仪 使用电话时,发起者称为发话人。在整个通话过程中,发话人始终居于主导的地位。发话人要准确无误地传递信息、联络感情、塑造良好的通话形象,必须注意以下几点。

(1)时间适宜:①选择合适时机:公务电话尽量在上班时间打,通话时间最好选择双方预约的时间或对方方便的时间。通话应选择在周一至周五,非紧急公务不能选择在周末。尽量不要在早上7点以前、晚上10点以后、用餐或午休时间打扰对方。国际交往中应该考虑时差,尽可能避开对方晚上休息时间。②控制通话时长:一般情况下,打电话前预先想好打电话的内容,控制通话时间,以短为宜,每次通话时间不要超过3分钟。③询问是否方便:通话开始时,询问对方是否方便,如不方便,另约时间。若估计通话时间过长,应先征求对方意见,并在通话结束时向对方致歉。

(2)内容简练:通话前,发话人应做好充分准备,保证通话内容简明扼要,以便控制通话时间。接通电话后应先问候对方,再进行自我介绍,直言主题,不要吞吞吐吐,含糊不清。声音要柔和清晰,吐字准确,句子简短,语速适中。事情讲完,结束通话,这是电话礼仪的惯例。

(3)谦和有礼:若拨错电话,不要一言不发、直接挂断,要对接听者表示歉意。通话过程中,如果电话中断,发话人要主动回拨并说明情况以示尊重。

2.接听电话礼仪 电话通话过程中,接听电话的一方称为受话人,一般处于被动地位。

(1)及时接听:接听电话礼仪要求"响铃不过三",即接听电话以铃响三声之内接听最为适宜。因特殊原因铃响过久才接电话,必须在通话开始向发话人表示真挚的歉意。正常情况下,不应不接听事先约定的电话,而且要尽可能亲自接听电话,不要随意让人代劳。

(2)礼貌接听:通常接私人电话时要自报姓名,如果是在工作时间接听公务电话,除了先说"您好"外,还应该介绍单位名称和部门名称。接通电话时,不要做其他不相关的事情,如看电视、看文件、听广播或吃东西,必要时做好记录。

(3)表达歉意:如果在不适宜接电话的时间有人来电,应向对方说明原因,表示歉意并另约时间,届时应主动打回去。约定的时间要遵守承诺,再次拨打电话时应再次致歉。

(4)挂机礼仪:当通话结束时,位高者先挂机,并不忘向对方道一声"再见"。

(二)网络礼仪

网络礼仪是指在网上交流信息时被规范的各种行为。

1.遵守法律

(1)自觉抵制不良内容:中职学生自制能力薄弱,上网时应远离色情、暴力、反动等违法内容,不做不良内容的宣传者。

(2)自觉保护知识产权:转载、复制、应用有版权的文字和图片时,一定要重视版权问题,以免引发纠纷。

(3)不侵害他人利益:网络是全世界网民的公共空间,每一个网民都有义务维护网络环境。传播电脑病毒、以网络为媒介去伤害他人、诈骗钱财等都是违法的行为。

2.自尊敬人 与人交流应言语有度,保持文明。

3.把握分寸

(1)限时上网:不分昼夜、不限时间上网,不仅会损害身心健康,还会使人因沉迷于虚幻的世界而荒废学业或事业,影响生活。

(2)慎选内容:要随时保持冷静和理智的头脑,自觉抵制不良内容,以免害人害己。

(3)虚实平衡:在现实生活和虚拟世界中寻找一种平衡与和谐,使网络真正地为人服务。

4.合理利用 合理利用网络资源,可给学习、工作、生活带来方便,网络资源无所不包,但是目前网络资源良莠不齐、内容真假难辨,我们要学会选择和辨别,必要时可以向周围人求助。

5.休闲娱乐

(1)网络聊天:网络聊天是交流沟通的一种形式。可以通过网络聊天结识朋友、缓解压力、改善心情。在聊天的过程中,应尊敬他人,文明用语,不可满嘴脏话,讽刺挖苦。网络聊天时,最好不用真实姓名,注重保护隐私。

(2)社交媒体:使用时,不应当传播色情、暴力、反动等不良内容,也不要侵害他人的知识产权。开通社交媒体后应当定期维护,及时更新内容,并利用这一渠道积极交流互动。

(3)网络游戏:网络游戏虽可以让人放松身心,但是有些游戏需要投入大量的时间和金钱,对于学生来说,要根据自身的情况做出理性的选择。网络毕竟不同于现实,不要把网络上有害的东西带到现实生活中,否则害人害己。在玩游戏过程中,玩家要相互理解、相互帮助,共同完成游戏,不要相互埋怨、恶语相向,尤其不要合伙欺骗别人。

6.自我保护

(1)保护人身安全:抵制虚假资讯,谨慎选择网友,保护好自身安全。

(2)保护财产安全:防范黑客入侵;不要轻信网上资讯,否则容易贪小便宜吃大亏。

(3)保护个人隐私:树立隐私意识,重视个人信息保护,保护个人密码;慎选网吧,勿去非法网吧上网。

(4)把握上网时间:一个人的精力有限,上网时间要合理安排,以不影响学习和身心健康为前提。

五、接待礼仪

接待是社会交往活动中最基本的形式和重要环节,是表达情意、体现礼貌素养的重要方面。护士在工作中要与各种各样的人接触,因此护士学习必要的接待礼仪知识,提高社会交往能力,不仅能够表达对来访者的尊重,还有助于护士在护理工作中建立良好的人际关系。

(一)一般接待礼仪

普通的接待场所,如办公室、会议室或会客室,应注意以下几点礼仪规范。

1.环境优雅整洁 优美的环境能反映出工作人员的工作作风与素养。接待场所应保持空气清新、干净整洁、光线明亮、优雅舒适,并随时备好茶水等日常用品,以方便来访者使用。

2.仪态端庄大方 规范的仪容仪表是对客人最基本的尊重,工作人员应衣着整洁、走动轻盈、仪态大方,待人彬彬有礼,风风火火、衣帽不整、言谈粗俗等都是对客人的不礼貌的行为。

3.热情礼貌待客 对来访的客人,应热情友好,微笑相迎,礼貌让座,代存衣帽,斟茶倒水,主动相助。上茶时要用双手递出,水量适宜,茶不要倒得过满,要注意"浅茶满酒",一般六七成满较为合适。客主双方在交谈时,办公室工作人员应当不时为客人续茶。

接待客人时,要以接待敬语开头,如"您好,请问……",若是较为熟悉的客人,可以使用关心赞赏对方的客套话,交谈时要神情专注,认真倾听,让客人感受到热情和尊重。

4. 注重待客细节

(1)应主随客便,待客以礼。

(2)有人敲门,应回答"请进"或到门口相迎。客人进来后,应起立热情迎接。

(3)敬茶应用双手端送,勿以手指拿捏茶杯边缘,茶杯放在客人右边或方便拿取之处。

(4)吃饭时来客,应热情邀请客人一同进餐。客人就餐后,应送上餐巾纸或热毛巾,并另换热茶。

(5)客人来时,如自己恰巧有事不能相陪,应先向客人致以歉意,并安排其他人接待客人。

(二)岗位接待礼仪

护士每天都要接待各种不同的患者,掌握接待礼仪,表现出良好的礼仪规范,可减轻患者的心理压力,对顺利开展医疗护理工作,甚至避免医疗纠纷都有着重要意义。

1. 大方得体的仪表 护士仪表(图 4-3)是护士内心世界的外在表现,是自我情感的表露,也是与患者传递信息的方式。护士上岗时必须着护士服,做到着装合适得体、清洁平整、发型整齐,佩戴的胸牌应正面向外,表面保持干净,胸卡上不可悬挂或粘贴他物,给患者留下良好的第一印象。

护士的站姿、坐姿、行姿和各种操作姿态要规范,动作要优美,行走时要庄重自然、轻盈快捷,给患者以安全、优雅、轻松的感觉。

2. 热情灿烂的微笑 微笑(图 4-4)是一种特殊的语言。护士用亲切的微笑,可以拉近患者与护士的心理距离,消除患者的陌生感和等候的烦躁感。微笑服务不仅是礼貌,它本身就是一种劳动的方式,是护士以真诚态度取信于患者的重要方式,如表现出真诚的微笑,患者会感到被尊重、理解和同情;表现出热情的微笑,患者会感到热诚和欢迎;表现出理解的微笑,患者会受到鼓舞。

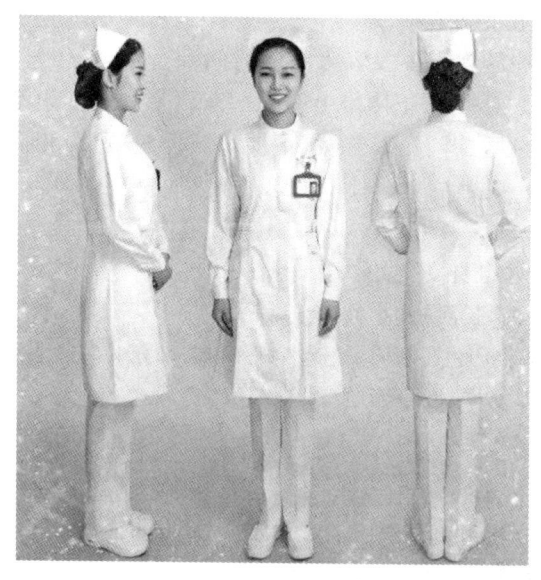

图 4-3 护士仪表

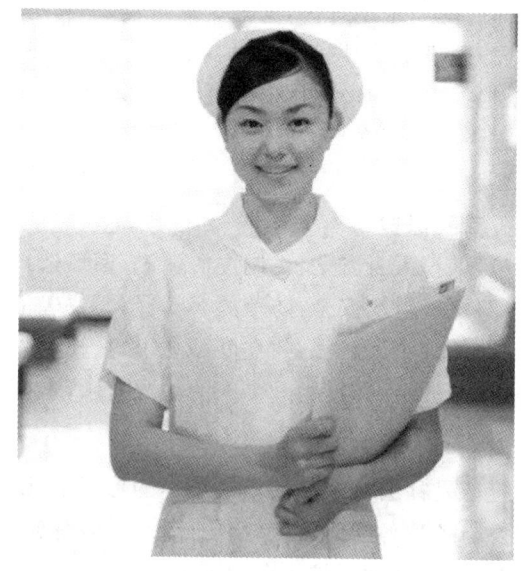

图 4-4 微笑

3. 和蔼热情的接待 对于患者而言,无论是急性病还是慢性病,无论男女老幼,都有一个共同的心理需求,就是希望能得到重视,希望获得同情,希望得到理解,希望能马上见到医生,希望能得到护士最好的治疗护理。所以护士在接待每一位患者时,应热情地解答患者的问题,主动询问是否需要帮助,使患者在陌生的医院里感到自己是被尊重和重视的。

4. 适当提供方便 患者从挂号开始到就诊、取药、做各种检查,会经过几个不同的环节和不同的场所,需要指导和帮助。护士接待患者时应该耐心、详细地说明行走的路线和方向,如"请往前走,左转,右边就是了"。对病情重或行走不方便的患者,要主动协助用轮椅或平车护送。

知识链接

运送患者的礼仪

在患者入院、接受检查或手术时，根据不同情况会选择不同的运送工具，如轮椅、平车等。在运送过程中要注意以下礼仪：

1. 推车时，不可急躁，速度要慢，保持平稳，以免患者感觉不适或发生意外。

2. 使用平车时，患者的头部位于大轮子一端，小轮子位于前方，便于掌握方向；护士应站在靠近患者头部一侧，随时观察病情；上坡时，患者头部应置于高位。

3. 轮椅进入电梯后应调整方向，避免患者面壁而坐。

4. 推行过程中要注意保持和患者的交流，面带微笑，不应沉默不语。

六、送别礼仪

在人际交往中，送别的礼仪甚至比接待的礼仪更不容忽视。送别来宾关系着宾客最后印象的形成。热情有礼的送别可以给来宾留下美好的印象，也为以后的往来奠定基础。

(一)一般送别礼仪

按照常规，道别应当由来宾率先提出，假如主人首先与来宾道别，难免会给人以厌客、逐客的感觉。在道别时，来宾往往会说"就此告辞""后会有期"，此刻主人则一般会讲"一路顺风""旅途平安"。有时宾主双方还会向对方互道"再见"，叮嘱对方"多多保重"，或者委托对方代问其同事、家人安好。

1.送别家庭访客

对于一般的家庭访客，主人至少要送客人到房屋门口或电梯口，然后与客人握手送别。注意不要握完手就马上转身离去或马上关门，应该目送客人远去。如果是送到电梯口，主人应该等客人都进入电梯后挥手道别，等电梯门关闭后，再转身回去。对于长辈、女士或远道而来的客人，可以送至楼下，等客人上车离去后，主人再返回。主人若当时难以抽身，还可以委托他人代为相送。

2.送别办公室访客

对于来单位的访客，无论与客人的会谈是否顺利，作为主人，都应该礼貌地送别客人。送别礼仪可依照送别家庭访客的礼仪规范进行。

3.一般送别礼仪注意事项

(1)加以挽留：当来宾提出告辞时，主人应当加以挽留。不应顺水推舟，不做任何表示。

(2)起身在后：在来宾告辞时，主人应在对方站起来后再起身，不宜抢先起身。

(3)伸手在后：在宾主双方握手作别时，一般应由来宾首先伸手，主人随后伸手。

(4)送行：来宾离去时，主人应当相送一程。

(二)岗位送别礼仪

在医院环境中，患者由于机体康复或其他原因需要离开医院时，护士千万不要误以为反正患者就要离开医院，不再和医院或护士打交道，礼仪规范就无所谓了。为了使护患关系有一个良好的结尾，更需注意患者送别时的护理工作礼仪。

1.送别前的话别

患者出院前，护士应首先对其健康表示祝贺，感谢患者在住院期间对医院工作的支持和配合，对照顾不周之处表示歉意，并表达出在患者出院后随时都会为其提供力所能及的帮助和服务。

2.出院时的送别礼节

出院手续办理完毕，患者即将离开病房时，责任护士应该将其送至门口或车上，道一句"请慢走，多保重""别忘了吃药""向××问好"。这些既表现出护士的素养，又把关爱带给了患者及其家属。这种温馨的道别可以使患者感受到护士对他的关爱还在延续。

任务二　应聘礼仪

案例引导

元朝有个文人叫胡石塘,很有才华,在当地颇有名气,但不拘小节。后来,他胸有成竹地赴京城应试,元世祖忽必烈亲自召见他。上朝时,胡石塘的斗笠戴歪了,自己没有察觉。忽必烈问他:"你平常所学的是哪些学问?""全是治国平天下的道理。"胡石塘自豪地回答。忽必烈笑道:"你连自己的斗笠都戴不好,还谈什么治国平天下呢?"结果,忽必烈没有任用他。原来,失礼会使才华贬值。

问题:

1. 为什么平常研究治国道理的胡石塘没有被忽必烈所用?

2. 这个故事给你的启示是什么?

应聘礼仪是公共礼仪的一种,它是发生在求职过程中的一种社交礼仪,即求职者在求职过程中与招聘单位人员接触时,应该表现出来的礼貌行为和仪态规范。求职者的仪表、仪态、言谈举止及书面材料等均能体现出其内在素质。良好的求职礼仪可以衬托出求职者的个人素养,在应聘前应该做充分的准备,而应聘礼仪主要包括应聘面试礼仪和书面应聘礼仪。

一、应聘的准备

凡事预则立,不预则废。求职礼仪不是两三天的"突击补习"就可以"及格"的,应聘前应做充分的准备。礼仪体现了我们在长期社会生活中形成的交际交往习惯、思维定势和行为定势。应聘者必须在日常生活中注意一言一行,长期的修养积淀能在关键时刻的细节中自然流露。

(一)思想准备

求职者首先要有清晰的自我认识,正确客观地认识自己的缺点和优点,明确自己的职业目标,了解就业形势和就业环境,树立合理的就业观。

(二)知识准备

古人云"腹有诗书气自华",平时应多读书、读好书。作为求职者在应聘前必须做好知识的准备,不仅要有扎实的基础知识和熟练的专业技能,还要对自己掌握的知识合理组合、优化处理,形成一个有层次的、可协调发展、时常更新的动态知识结构。

(三)信息收集

求职者需要从多渠道收集招聘信息,识别招聘信息的真实性,确认招聘单位真实存在,确认工作岗位、工资待遇、工作地点与招聘信息一致,还要注意招聘信息的截止日期。

(四)礼仪素养

求职者应有意识地提高自身的修养,在一言一行中规范语言,做到文明礼貌。在仪表、举止、言谈、服饰和交往方面,树立良好的形象。

二、书面应聘礼仪

(一)求职信的写作方法

求职信也称自荐信,主要反映个人求职应聘的意愿、诚恳的求职态度、个人的资质和工作能力及对招聘单位提供机会的谢意等。在写求职信时,应明确招聘单位对人才选择的需求,做到扬长避短。

1.开头部分　要说明求职的意愿和目的。称呼要规范,给对方留下良好的第一印象。恰当的使用问候语,有利于消除生疏感,进入主题。

2.主体部分 自荐信的主要部分要标明求职者的资格、能力以及求职者的信心和决心,重点阐述自身所具备的符合目标工作的知识、技能和态度。

3.结尾部分 请求对方给予面谈机会,写作语气要自然得体,不能强人所难。

(二)个人简历

个人简历要按照具体格式进行书写,要求材料简洁明了,并具有较强的说服力。

1.个人概况 这一部分主要是把自己的基本情况做简单介绍。用一目了然的格式、简洁的语言对个人的基本情况进行说明,内容包括姓名、性别、民族、政治面貌、籍贯、最高学历、毕业院校、通讯地址、联系方式和工作经历。

2.本人求职目标、陈述求职资格和能力 说明希望应聘的工作岗位,求职目标要尽可能充分体现自己的优势和专长,越具体越有利于招聘单位筛选和安排工作。陈述求职资格和能力是个人简历的重要组成部分。如果是应届毕业生,受教育的经历是主要优势,需要进行详细陈述。如果是再就业,以往的工作经历是主要优势,应重点陈述工作经历。

3.附参考性资料 参考性资料指向招聘单位提供的相关证明材料的原件或复印件,如学历证书、资格证书、获奖证书等。

知识拓展

瞄准目标对象调整简历

为应聘成功,你的简历要吸引以下三种人,因此要清楚这三种人对简历的着重点。

1.接收简历的人力资源工作人员 他们关注简历的规范性,不规范的简历会迅速被扔进"人才库"——也就意味着出局。简历最好不超过两页。

2.招聘经理 他们关注简历求职意向是否明确,你的简历是否直指他们所招聘的职位,是否清晰体现你具备了该职位所需的知识结构、能力结构,以及与单位文化吻合的价值观。

3.用人主管 他们关注简历的亮点。管理者看到的简历通常都很规范,而且基本符合该公司和所招聘的职位的需求。若想在众多简历中脱颖而出,则需要进一步优选你简历中的亮点。

(三)书面求职材料的注意事项

(1)书面材料应该精心准备,真实、客观地介绍个人情况。

(2)求职信中的称谓、开头、正文、结尾、署名及时间等应符合写作规范。

(3)信纸要选用白色、质量好的纸张,字体颜色最好选用黑色或蓝色,不能使用红色。如果采用手写简历,不要使用圆珠笔,否则容易被误解为不严肃,态度不端正。

三、应聘面试礼仪

(一)面试着装与仪容的准备

1.服饰准备 求职者着装要端庄大方,过紧或过松都会给人不舒服的感觉。不能穿奇装异服或过于暴露的衣服。男士可穿深色西服套装,配浅色衬衣,扎领带,搭配黑色皮鞋。穿皮鞋时必须穿袜子,不能光脚。夏季可选择柔和颜色的衬衣和长裤。女士应穿着朴素、得体的套装或裙装。着裙装时应选择与肤色接近的连裤丝袜。

2.仪容准备 面试前男士应理发和剃须,保持头发干净、清爽、卫生。男士不提倡涂脂抹粉和使用香水。对于女性求职者,化妆一定要坚持淡妆的原则,不可浓妆艳抹。

(二)面试中的言谈举止礼仪

1.文明有礼 无论是自我介绍还是答复询问,均要使用谦辞敬语。

2.语言流畅 语气亲切自然、语调适中。不可表现出不耐烦或喋喋不休。

3. 认真倾听　应聘者应用目光注视面试官,以示专注,要有问必答。

4. 举止从容　不要举止呆板、抓耳挠腮,走动、开门、关门时不要发出声响。

(三)面试中的应试礼仪

(1)守时是一种美德,也是一个人良好素质和修养的体现。求职者应至少提前15分钟到达面试地点,准时参加面试是最基本的礼仪。

(2)进入面试室前,应礼貌敲门,不可鲁莽推门而入。

(3)在面试官没有示意求职者入座的情况下,不要自己主动落座,要等面试官示意就座时再入座。

任务三　涉外礼仪

随着我国改革开放的不断深入,护理工作逐渐与国际接轨,护理工作者"走出去、请进来"的交往方式已成为发展护理事业的一项重要举措。另外,随着外国友人在中国工作和生活的人数增多,来院就诊的外宾也日趋增多。因此,护士需要掌握涉外交往活动中的礼仪规范和知识,了解并遵守国际惯例。这是现代护士的必修课。

一、涉外礼仪的概念

涉外礼仪是涉外交际礼仪的简称,是指人们在涉外交往过程中,用以维护自身形象、向交往对象表示尊敬与友好的约定俗成的习惯做法。在涉外交往中,礼仪不仅起着润滑和媒介作用,而且起着黏合和催化作用。它对于增进各国人民之间的友谊、树立和维护本国形象都是不可缺少的。

二、涉外礼仪的基本原则

1. 维护国家利益　在参与涉外交往活动时,要时刻牢记国家和民族的利益高于一切,忠实于祖国和人民,坚决维护国家的主权和民族的尊严。自己的言行应当端庄得体、堂堂正正、不卑不亢。在外国人面前,既不应该表现得畏惧自卑、低三下四,也不应该表现得自大狂傲、放肆嚣张。

2. 求同存异　求同要求人们在涉外交往中善于回避分歧点,寻求交往双方的共同点,要选择共同感兴趣的话题进行交流。存异是指要发现差别、注意差别、重视差别,对"中外有别"的观点不能一概予以否认。要了解对方的文化传统、生活习俗、宗教信仰和政治见解。总之,求同存异就是要求人们在涉外活动中承认个性和坚持共性,并坚持遵守国际交往的习惯性做法。

3. 守时守约　在跨国家、跨地区的人际交往中,取信于人是建立交往对象彼此间良好关系的基石。要信守时间,与他人约定的时间一旦确定,就不宜随便变动或取消。尽量避免早到或晚到。如果失约,务必尽早告知约定对象,解释缘由,并向对方道歉。

4. 女士优先　在涉外社交场合中,男士要照顾、礼让女士,遵循"尊重妇女、女士优先"原则。

5. 尊重隐私　个人隐私泛指一个人不想告知于人或不愿对外公开的个人情况。对于西方人来说,凡涉及经历、收入、年龄、婚恋、健康状况、家庭住址、信仰政见等均属个人隐私,千万不要打探。

三、涉外礼仪基本规范

(一)迎送礼仪

迎客和送客是涉外交往的两个重要环节,在整个涉外活动中占有重要位置。一个精心安排的欢迎仪式,能够让来宾一踏上受访国就留下良好的第一印象。一个完美的送别仪式,也会给来宾留下美好而难忘的回忆,所以应重视迎送礼仪,让外宾高兴而来、满意而归。

1. 迎送的安排　正式迎送来访者之前,要制定一份详尽的迎送活动计划。一般来说,迎送活动分隆重迎送和一般迎送:隆重迎送主要适用于国家元首、政府首脑的正式访问;一般迎送适用于一般人员的访问。对应邀前来的访问者,不管是官方人士、专业代表团、民间团体或知名人士,都应该安排相应人员进行迎送。

2. 确定迎送规格 迎送规格的确定,主要依据来访者的身份、访问性质和目的,并适当考虑两国关系与国际惯例。其核心是严格遵守主管部门的接待要求,确定迎接人员的级别,这是接待来宾的一项重要礼遇。主要迎送人员身份通常需要与来宾相当。由于各种原因不能完全对等时,可灵活变通,由职位相当的人或副职代为出面。总之,主人身份与来宾身份不能相差太大,以对等为宜,以示对客人的尊重。原定迎送人员不能出面时,无论作何种处理,均须礼貌地向对方解释。在特殊情况下,为了两国的外交关系或政治需要,可打破常规,安排更高规格的迎送场面,但要避免产生不必要的误会,以免造成厚此薄彼的印象。

3. 掌握抵达和离开的时间 为顺利迎接客人,迎送人员必须准确掌握来宾乘坐飞机(火车或船舶)的抵达和离开时间,如有变化,应及时告知。由于天气变化等意外原因,飞机(火车或船舶)不能准时到达,迎送人员应在客人抵达之前到机场(车站或码头)等待,不能出现让客人等候的现象。送行人员应在客人启程之前到达送行地点,如有送别仪式,应在仪式之前到达,并直到客人乘坐的交通工具看不见时再离去。

4. 献花 献花适用于礼遇较高的外宾,迎接普通外宾一般不需献花。献花须用鲜花或由鲜花扎成的花束,花束要整洁、鲜艳,忌用菊花、杜鹃花、石竹花和黄色花朵。向贵宾献花,通常由儿童或女青年在参加迎送的主要领导人与客人握手之后,将花献上,并向来宾行礼。

5. 互相介绍 客人与迎接人员见面时,应互相介绍。通常先将主人介绍给来宾,职位从高至低,可由礼宾交际工作人员、接待翻译或迎接人员中职位最高者介绍。有时也可作自我介绍。客人初来乍到,一般较为拘谨,作为主人应主动与客人寒暄。各国、各民族语言与风俗习惯各异,称呼与姓名均有不同。在社交场合,称呼和姓名的运用很有讲究,如果弄错了,容易闹笑话,有的甚至会引起对方反感、误会。

6. 迎送中的注意事项

(1)迎送车辆都应事先安排好,不可临时调度,给人以仓促之感。客人抵达机场(车站或码头)或迎送仪式结束后,从机场(车站或码头)到住处,以及访问结束后,从住地前往机场(车站或码头),一般都应安排迎送人员陪同乘车。

(2)客人的住处、膳食应事先订好。如有条件,在客人到达之前,应将住房地点、用膳方式、日程安排、联络方式、联络人等事宜通知到具体客人。如做不到,可将事项列出并打印,在客人到达时分发给每个客人,这样可避免混乱,使客人心中有数,主动配合。

(3)指派专人协助客人办理入出境手续和行李提取或托运手续等事宜。

(4)客人到达住处后,应给客人安排休息的时间,再开展其他活动。

(5)整个迎送活动安排应热情、周到、有条不紊,使客人有"宾至如归"的感觉。不能出现冷淡、粗心或怠慢客人的情形。

(二)会见与会谈礼仪

会见,在国际上一般称接见或拜会,即在国际交往中主客双方的见面仪式。身份高的人士会见身份低的,或是主人会见客人,一般称为接见或召见。身份低的人士会见身份高的,或是客人会见主人,一般称为拜会或拜见。会见分为礼节性会见、政治性会见和事务性会见三种情况。礼节性会见时间较短,话题较为广泛随意;政治性会见一般涉及双边关系、国际局势等重大问题;事务性会见则有一般外交交涉、业务商谈等。

会谈是指双方或多方就某些重大的政治、经济、文化、军事问题,以及其他共同关心的问题交换意见。会谈也可以是洽谈公务,或就具体业务进行谈判。一般来说会谈内容较为正式,政治性或专业性较强。

1. 会见会谈程序

(1)提出会见要求,应将要求会见人的姓名、职务、会见目的及本方参加会见人员的情况告知接见方。接见方应尽早予以回复,并约定时间,如因故不能接见,应婉言解释。

(2)接见方应主动将会见的时间、地点、主方出席人员及有关事项通知会见方。会见方则应主动向接见方了解上述情况,并通知有关出席人员。

(3)准确掌握会见、会谈的时间和地点以及双方参加人员的名单,及早通知有关人员和有关单位做好必要的准备工作,接见方要提前到达场地。

（4）会见、会谈场所座位数量要充足。如果双方人数较多，厅室面积较大，应提前准备好扩音设备。会谈应先安排好座位图，现场放置座签，座签上的字应使用中外文双语，且字迹工整清晰。

（5）会见、会谈结束，如果要合影，应提前安排好位次，人数多时备好梯架。位次安排应遵循主人居中的原则，按照礼宾次序，以主人右首为上，主客双方间隔排好，一般由主方人员分站两边。

2. 会见会谈座次安排　在涉外交往中，会见和会谈是较正规的活动，应慎重对待，在座次的安排上应注意涉外礼节。

（1）会见座位的安排：会见一般安排在会客室或办公室。会见的座位安排有多种形式，如主宾各坐一方或宾主穿插坐在一起。通常情况下，主宾、主人席位安排在面对正门位置，客人席位在主人右侧，其他客人按礼宾顺序在主宾一侧就座，主方陪见人员在主人一侧按身份高低就座。若是涉外会见，应安排译员、记录员坐在主人和主宾的后面。

（2）会谈座位的安排：会谈分为双边会谈与多边会谈。双边会谈通常使用长方形、椭圆形桌子，多边会谈常采用圆形或方形桌子。双边会谈时，宾主相对而坐，以正门为准，主人坐背门一侧，客人面向正门，主谈人居中。涉外会谈中，我国习惯把译员安排在主谈人右侧，但有的国家让译员坐在后面，一般应尊重主人的安排。其他人按礼宾顺序左右排列。记录员可安排在后面，如会谈人数少，也可安排在会谈桌就座。小范围的会谈也可以不用桌子，只设沙发，双方座位按会见座位安排。

（三）宴请礼仪

涉外宴请是指国际交往中出于某种需要设宴招待客人的礼仪活动，它是最常见的交往形式之一。各国宴请都有本国和本民族的特点和习惯。

1. 涉外宴请的形式

（1）宴会：宴会指在正餐时间举行的宴请活动，出席的人员应按主人排好的席位入座，由服务员按专门设计的菜单依次上菜。宴会又可分为国宴、正式宴会、便宴和家宴。国宴规格最高，是国家元首或政府首脑为国家庆典或外国元首、政府首脑来访而举行的正式宴会。宴会厅内要悬挂国旗，乐队奏国歌和席间音乐。正式宴会与国宴相似，但是不挂国旗，不奏国歌，且出席规格有所不同。有些正式宴会极为讲究，对餐具、酒水、菜肴数量、陈设以及服务员装束、仪态等均作严格要求。便宴作为非正式宴会，形式简单，不排座次，不安排讲话，菜肴数量相对较少。便宴气氛轻松、亲切自然，常用于日常涉外交往。家宴是在家中设宴招待客人。往往由主人亲自下厨烹饪，家人共同招待，是一种更加亲切友好的宴会形式。宴会按时间的不同又分为早宴、午宴和晚宴。一般来说，晚宴更为隆重。

（2）招待会：招待会是指一些不备正餐的宴请形式。一般备有食品和酒水，不排席位，可自由活动。招待会常有冷餐会和酒会两种形式。冷餐会（又称自助餐），举办时间多在中午 12:00 至下午 14:00，下午 17:00 至 19:00。地点可在室内、庭院或花园中，设桌椅，自由入座，不排座位，也可站立进餐。菜肴以冷食为主，也可以用热菜，餐桌同时陈设各种餐具，供宾主自取，边谈边用。酒水放在桌上，也可由服务员端送。酒会（又称鸡尾酒会），以酒水为主，略备小吃，一般不设桌椅。鸡尾酒会不一定都用鸡尾酒，但用的酒类品种较多，并配以各种果汁。小吃多为三明治、小面包、小香肠、炸春卷等。酒会举办时间较为灵活、形式较为活泼，是便于广泛接触交谈的宴请形式，早、中、晚均可，客人到达和退席时间不受限制。近年来，采用酒会形式举办大型活动已日渐普遍。

（3）茶会：茶会是一种简单的招待形式。举行的时间一般在上午 10:00 或下午 16:00 左右。地点多设在客厅或会议室，厅内需设置座椅和茶几，但不排座次。茶会对茶叶和茶具的要求较高，讲究选择较好的茶叶和茶具。宾客以品茶和喝咖啡为主，其间略备点心和地方小吃。

（4）工作餐：工作餐是现代国际交往中经常采用的一种非正式的宴请形式，大多因工作日程安排得较为紧张时选用，有工作早餐、工作午餐和工作晚餐之分。往往利用进餐时间，边用餐边谈工作，简便省时。工作餐只请与工作有关的人员，但工作餐往往排席位，并用长桌，便于谈话。

2.赴宴者的礼仪要求

(1)接到宴会邀请后,能否出席要尽早答复对方。接受邀请后,不要随意改动,一旦有特殊情况不能出席,应尽早向主人解释道歉。

(2)要严格遵守出席宴请的时间。根据活动的性质和当地的习惯安排时间,迟到、早退、逗留时间过短都会被视为失礼或有意冷落。出席宴会时,宾客应根据各地习惯,正点或晚一两分钟抵达。在我国一般要求正点或提前两三分钟或按主人的要求到达。因有事需提前退席时,应先向主人说明,然后悄悄离去,也可事前打招呼后届时离席。

(3)应邀出席宴会,应听从主人安排入席。入席时,确认桌上座签的名字,如邻座是年长者或女性,应主动协助他们坐下。

(4)主人举杯招呼,宴会正式开始才能进餐。取餐时不要盛太多,举止要端庄,吃相要文雅。

(5)忌喝酒过量、失言失态。中外饮酒习俗有差异,对外宾可以敬酒,不宜劝酒,尤其是不能劝女宾干杯。

3.赴宴者的服饰要求　出席非正式宴会时,衣着可以比较随便,但应整洁得体。出席正式宴会时,衣着不可随意,正式宴会对来宾的服饰有一定要求。通常宴会主人要根据宴请的隆重程度,把出席服装的要求写在请柬上以通知来宾。

(四)馈赠礼仪

礼尚往来是国际上通行的社交方式,馈赠礼品是向对方表达心意的物质表现。在涉外交往中,为了向宾客表示恭贺、感谢或慰问,常常需要赠送礼物,以增进友谊和合作。

(五)主要禁忌

1.数字的忌讳　在西方,数字"13"是不吉利的符号:大楼常跳过第13层,航空公司没有13号班机,门牌号、旅馆房号、宴会桌号都不用13这个数字。在日本、韩国等东亚国家的人,则忌讳"4"这个数字,不少人把"4"视为预兆厄运的数字。

2.花卉的忌讳　日本人忌带根的花,印度人忌荷花,英国人忌黄玫瑰,欧美许多国家忌菊花,德国人忌郁金香等。

→ **项目小结**

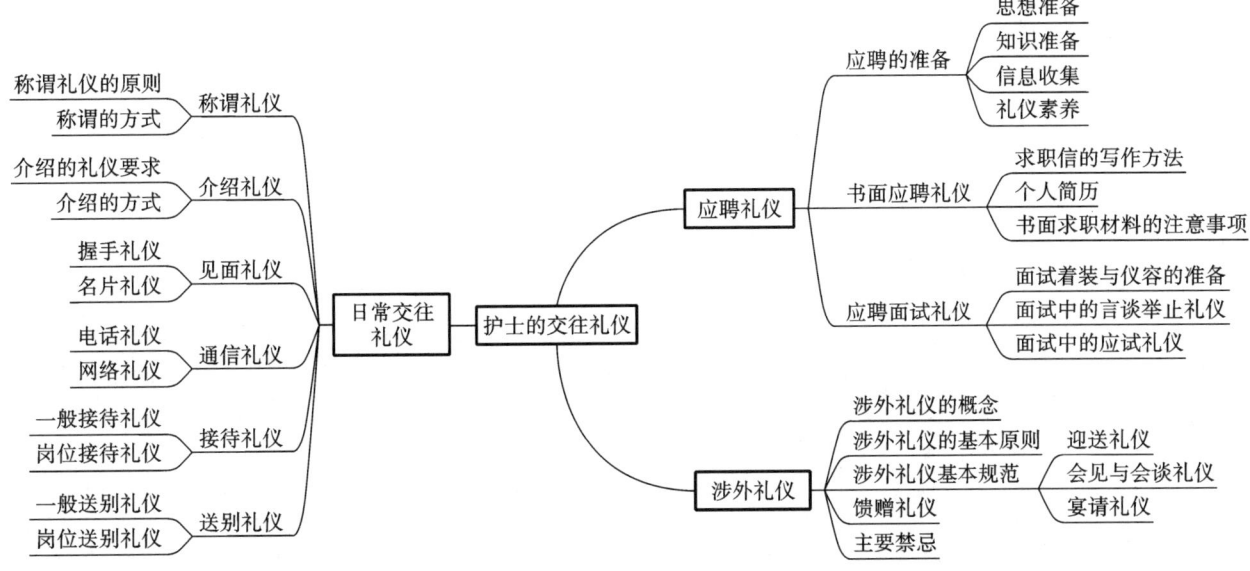

直通护考

在线答题

（闵娇）

护理礼仪在工作中的运用

PPT 项目五

【知识目标】

掌握各部门护理工作中的礼仪规范;熟悉各部门护士的素质要求;了解各部门护士的工作内容和特点。

【能力目标】

能用礼仪标准规范自己的言行,并将礼仪规范灵活地应用于具体的工作实践中。

【思政目标】

将规范的礼仪内化为自身的行为和习惯,能与患者进行平等友好沟通,具有尊重患者、为患者提供优质服务的理念。

项目导言

护理工作是科学、爱心和艺术的结合。护士在工作中,不仅要提供优质的护理服务,也要学习各种人文知识,注意自己的言行,以良好的礼仪修养为服务对象提供高效贴心的优质护理服务。本项目是护理礼仪在门诊、急诊、手术室、病区等不同岗位的具体实践,是护士基础礼仪、工作礼仪、日常礼仪等内容的综合应用。通过学习护理工作礼仪在工作中的应用,护士能在工作中充分展现大方得体的形象、亲切友好的态度、优雅规范的举止,成为守护患者的"白衣天使"。

任务一 门诊护士工作中的护理礼仪

案例引导

患者李某,女,34 岁,因腹痛、腹泻、发热、呕吐 5 小时,家属搀扶来院就诊,医生诊断其为急性阑尾炎,立即收治入院。

问题:

1.门诊护士应该如何接待患者?

2.门诊护士的护理礼仪内容有哪些?

门诊是患者来医院就诊的第一站,是医院面向社会的窗口。门诊护士的工作态度和礼仪修养是医院对外的形象代表,也是人们衡量医院服务质量高低的重要环节。因此,加强门诊护士的礼仪培训,提高护士的礼仪修养是医院管理的重要内容之一。

一、布局合理，环境适宜

整洁、舒适、便捷的门诊环境有助于患者形成对医院良好的第一印象。患者的候诊和就诊环境布局应合理;在各楼层扶梯、电梯口及候诊区应有标志清晰的指示;候诊区可提供饮水、报刊和电视,适当摆放花草,装饰宣传壁画,设置健康宣传专栏等,营造一个温馨、舒适、安全、舒心的就医环境。

二、仪表端庄，举止大方

门诊护士应仪表端庄,给服务对象留下整洁、文明、大方的印象。在与患者的接触过程中,应做到语言文明、态度诚恳、面带微笑、语气温和、坐姿站姿合乎规范、护理操作轻柔准确,这有助于建立良好和谐的护患关系,培养患者对医院的信任,消除患者对医院的恐惧。

三、热情接待，主动介绍

对大多数患者而言,医院是一个陌生的环境,患者希望了解医院环境、就诊程序、医疗水平、医生情况及其他相关信息。同时,患者都有一个共同的心理需求,希望能得到医护人员的尊重、理解和帮助。门诊护士是患者的第一接待人,护士热情、体贴、耐心、专业的服务态度能让患者对医院产生信任感。对初次就诊的患者,护士要详细询问病情,正确分诊,告知就诊流程,并介绍医院环境。对某些特殊患者,在必要时应全程陪同患者就诊。护士的主动关注、主动问候和及时回应能充分体现对患者的尊重。

四、指引方向，提供方便

患者从挂号到就诊、做各项辅助检查、领取药物等要经过很多环节和场所。患者需要引导和帮助时,护士应详细说明行走的路线和方位,特殊情况可由护士全程带领。对病情较重或行走不便的患者,护士要主动用轮椅或平车协助护送。

五、组织就诊，灵活机动

患者挂号后,到各科候诊室就诊。门诊护士应按先后顺序组织就诊,并随时观察候诊患者病情。对特殊患者要主动给予特殊照顾,如高热、高龄、急重症、疼痛剧烈、呼吸困难患者和临产妇等,可安排其提前就诊或送急诊科处理。必要时向其他待诊患者做好解释,征得同意和理解。好的就医秩序可以提高诊疗效率,使患者得到满意的医疗服务。

六、认真治疗，服务周到

对在门诊进行治疗的患者,要做到:治疗前按规定项目认真核对,并对治疗措施给予科学解释,充分尊重患者的知情权;治疗操作中,严格执行操作规程,动作轻柔,神情专注,态度和蔼;治疗结束时,应告知患者相关注意事项,必要时可提供联系方式,礼貌送别。

七、有效沟通，耐心倾听

门诊护士不但要有良好的职业道德,还要有丰富的专业知识和良好的语言沟通技巧。门诊护士应注重患者的心理变化,通过沟通了解患者的需求并及时为患者提供服务。护理工作中应尊重对方,称呼准确,对老人应用尊称。对投诉的患者,应先稳定其情绪,耐心倾听其诉求,如对患者造成不便应主动道歉,做好解释工作并积极协调解决问题。与患者交流时,还须注意目光注视且伴以微笑,不可一边说话一边做其他事情,以免使对方感到被敷衍或不被尊重。遇到痛苦、焦虑、有不愉快就诊体验的患者,护士要学会换位思考,及时发现患者的内在需求,并协调解决问题,以提高工作效率和工作质量。

八、健康教育，形式多样

患者在候诊室等候就诊时,护士可利用候诊时间,采用口头讲解、图片展示、电视录像或赠送宣传小册子等形式开展健康教育。由于不同患者在受教育程度、年龄、理解能力等方面存在差异,护士语言要通俗易懂,语气温和;讲解中注意观察患者的反应,及时沟通,必要时给予重复说明,对患者提出的询问应耐心、热情地给予解答。

任务二 急诊护士工作中的护理礼仪

案例引导

某日晚上23:40,急诊室外突然响起了救护车驶来的声音,随即一位危重患者被抬下急救车,随车下来的奶奶一把抓住接诊护士的手:"姑娘,求求你,快救救我老伴!"

问题:

1. 接诊护士将如何接诊这位危重患者?

2. 接诊护士应如何安抚奶奶紧张、焦虑的情绪?

急诊患者的特点是起病急、病情重、变化快,这些特点易导致患者及家属慌乱无措,因此对急诊护理工作提出了更高的要求。一名合格的急诊护士,除了应具备精湛的业务素质、良好的身体素质、健康的心理素质外,还需要良好的礼仪素质,遇事应做到沉稳冷静、临危不乱、体贴关怀、急不失礼、忙不失仪。

一、充分准备,急而不慌

急诊工作具有紧急性和突发性的特点,要求急救物品的准备要做到"五定",即定数量品种、定点安置、定人保管、定期消毒灭菌、定期检查维修。急诊护士要熟悉抢救物品性能和使用方法,救治时应具有较强的应变能力,能在工作中做到急而不慌。

二、忙而有序,配合抢救

在诊疗过程中,护士要始终做到急而不乱、忙中有序。脚步要轻快,表情应从容,物品取放有序,配合医生做好心肺复苏、吸氧、建立静脉通路、止血等抢救工作。

三、团结协作,文明礼貌

急救工作涉及医疗、护理、检验、放射、药房、会诊科室及行政等多部门配合,需要各科医护人员的团结协作。作为护士要积极、主动与医生配合,这不仅反映了护士的责任心,也是护理专业技术水平和工作能力的反映。对病情危重的患者,在医生到达之前,护士应及时实施抢救措施,以免错过最佳抢救时机。

四、做好疏导,安抚情绪

急诊患者心理状态复杂,对医护人员的言谈举止非常敏感,急诊护士语言要把握分寸,语气要柔和礼貌,态度应真诚友善,举止应得体有度,在全力配合医生抢救的同时,向患者及家属进行必要的解释和安慰,陈述利害,稳定患者及家属情绪。对话要简单明了,重点突出,处理棘手问题时要沉稳冷静、果断有序。要善于使用非语言交流技巧,如表情、目光、姿态、必要的抚触等,护士迅速、敏捷、镇定、果断的表现能使患者及家属安心,保持情绪稳定,愿意配合医护人员的救治。

五、给予理解,获得支持

由于患者起病急、病情重,护送患者抢救的家属一般没有思想准备,心情忐忑,感到恐惧,常常急于向医务人员询问患者的病情及抢救情况,甚至想冲进急救室目睹抢救过程。护士要对这种焦急心情予以理解,耐心回答患者家属提出的各种问题,确保抢救的正常进行,劝说家属及护送人员在急救室门外或家属休息室等待,及时向家属反馈患者的抢救情况,并给家属适当的安慰和必要的心理疏导。对家属的过激言行,要冷静对待,充分理解,妥善处理好与患者家属的关系,从而获得家属对抢救工作的支持。

任务三　手术室护士工作中的护理礼仪

 案例引导

患者张某,女,44岁,将于明日上午行子宫肌瘤切除术。患者文化程度较低,入院后情绪低落,认为手术是九死一生、疑虑重重,经常一个人偷偷哭泣。

问题:

1. 如果你是手术室护士,如何在术前访视时给患者留下良好的第一印象?

2. 如何鼓励患者说出自己的顾虑,缓解患者的不良情绪?

手术室是医院的一个特殊科室,护士任何细微的差错都可能给患者造成伤害,甚至导致死亡。在工作中,手术室护士应严格要求自己,工作细致、严谨、认真,以最好的精神状态迎接每天的工作。

一、术前工作礼仪

手术是一种有创性的治疗手段,会对患者造成沉重的心理负担,患者也会有不同的心理反应。这要求护士不仅要协助医生进行手术,还要以文明礼貌的言行减轻或消除患者的紧张、焦虑、恐惧情绪,帮助患者树立勇气和信心,确保手术顺利进行。

(一)术前访视礼仪

手术无论大小,患者术前都会出现焦虑、恐惧的情绪,会担心手术是否安全、能否成功、能否达到预期效果,因此吃不下、睡不着、心神不宁。这种心理会影响患者对手术的配合及术后恢复,所以护士在术前应细致地做好疏导工作。

1. 亲切交谈,积极沟通　术前护士应提前一天到病房,首先要向患者礼貌介绍自己,其次了解患者的病情、生活习惯(吸烟史、饮酒史)、社会背景、性格爱好、心理状态、对手术及护理的看法和是否存在顾虑等。对患者的问题,护士要耐心解答,必要时可与病房护士、医生一起进行心理安慰和疏导,对患者给予鼓励,消除患者不安的心理,使患者对手术治疗做好充分心理准备。

2. 交谈中的注意事项　交谈时要选择合适的时间,交谈时间不宜过长,以不引起患者疲劳为宜。语言要通俗易懂,内容简练,避免使用"癌症""死亡"等易引起患者压力和不安的词语。对手术过程不需要详细解释,避免增加患者心理压力。对不知道的事情,不能含糊地回答患者,应先向患者表示歉意,然后请医生解答。

(二)接手术患者的礼仪

手术前,患者由手术室护士接至手术室。手术室护士和蔼亲切的语言、严谨的工作作风,会使患者紧张的心理得到放松,增强患者对手术成功的信心。

1. 仔细核对,防止差错　接患者至手术室时,护士要用礼貌的语言、温和的语气仔细核对患者的科室、床号、住院号、姓名、性别、年龄、诊断、手术名称和部位等,防止接错患者。同时还要向病房护士核实术前准备是否完成。

2. 安慰鼓励,减轻压力　手术室护士应展现出得体的仪表和严谨的工作作风,给予患者心理安慰。到病房后,护士应主动问候患者,做到态度温和、语气亲切,使患者能以平静的心态面对手术。

二、术中护理礼仪

患者在手术过程中处于高度应激状态,十分敏感。因此在手术过程中,医护人员应专注地开展手术,尽量避免无关的言谈,举止要合乎规范,避免增加患者的心理负担。

(一)礼待患者,视如亲人

无论患者贫富贵贱、地位高低、年龄长幼、亲疏远近,护士应做到一视同仁,以高度的责任心和爱心照顾患者。在护送过程中,可以与患者闲聊轻松的话题。到手术室后,可以向患者介绍手术室的环境,消除患者对陌生环境的恐惧感。为患者摆放体位前,应事先向患者说明,注意遮盖,以保护患者的自尊和隐私。手术过程中,细心观察患者体态语言,主动询问有无不适,多用安慰性、鼓励性语言。手术结束后,对非全身麻醉的患者,可以采用适当的肢体语言,如触摸患者肩膀,或小声而亲切地呼唤患者姓名,以促使患者苏醒。

(二)言谈举止,谨慎从容

手术中,因患者的手术方式和心理反应不同,部分处于清醒状态的患者,对手术室中的声响、医务人员的表情和动作非常敏感。因此医护人员必须举止从容、语言严谨、动作轻稳,避免使用易造成患者误会的话,如"糟了""错了",不要露出惊讶、可惜、无可奈何的表情,动作不要慌乱,以免给患者错误的、不良的暗示,造成心理负担。

三、术后工作礼仪

手术完毕后,要密切观察患者病情,当患者清醒后,将其安全地送回病房,与病房护士做好交接,保证护理工作的连续性。

(一)告知效果,鼓励安慰

手术结束后,以温和的态度、轻柔的语气,简要告知患者及家属手术结果。鼓励患者和家属树立战胜疾病的信心,预祝其早日康复。

(二)认真交接,术后指导

回到病房后,手术室护士应向病房护士全面、认真、详细地交代患者的生命体征、目前用药、手术情况、注意事项等,以便病房护士掌握患者病情,更好地进行术后护理,保证护理工作的连续性。对于家属和朋友的询问,护士要充分理解,耐心地做好解释。及时告知患者手术情况及效果,并在离开前给予患者必要的术后指导,鼓励患者树立战胜疾病的信心。

任务四 病室基本护理礼仪

 案例引导

患者,男,73 岁,退休人员,因头晕不适来医院就诊,以"前庭神经炎"收治入院,患者进入病区后不知所措,尤为紧张。

问题:

1. 如果你是当班护士,遇到患者到病区办理入院,你该怎么接待?

2. 当患者办理好入院手续后,你该如何与患者沟通?

护理学创始人南丁格尔曾说过"要使千差万别的人,都达到治疗和健康所需的最佳身心状态,本身就是一项最精细的艺术"。护理工作蕴含着深厚的人文关怀,因此,当患者因病来医院住院治疗时,作为一名病室护士,应以优雅大方的举止、亲切温柔的关怀、文明礼貌的服务、精湛娴熟的技术获取患者的信任和认可。

一、病室的基本礼仪

1. 入院接待礼仪　当新入院患者到达病室时,病室护士要起身主动迎接,面带微笑,安排患者落座,并热情问候和自我介绍。护士礼貌地接过病历和住院证后,应及时为患者安排病床,并通知医生诊视。同时其他护士也应主动向患者和家属打招呼,面带微笑,点头示意,以示欢迎。

病室责任护士应主动向新入院的患者问好,向患者介绍自己和管床医生,如果患者病情允许,也可以同时介绍病区环境,再送患者到床旁。介绍住院制度时,须注意使用礼貌用语,注意语气和措辞,尽量多用"请""谢谢"等用语,避免使用"必须""不准"等命令式语言。

2. 住院期间的护理礼仪　护士在进行护理工作时必须做到亲、轻、稳、准、快。同时还要注意以下方面:

(1)自然大方:护士在行走时要庄重自然、轻盈快捷,推车要平稳,开关门要轻,操作动作应轻柔,给人以安全、优雅、轻松、灵巧、清新的感觉。护士镇静、自然的神态能让患者对护士的水平和能力产生信任。

(2)亲切温柔:患者住院后都希望被重视和尊重,护士亲切的问候和关怀能使患者感受到温暖。护士在查房和治疗时应多问候患者,多说"请""谢谢"等,帮患者做些力所能及的事情,如倒一杯水、搀扶患者等。与患者交谈时要注视对方,不要一边做事一边说话,这样做会使患者感觉自己被敷衍,反而会产生负面效果。

(3)敏捷准确:护士快速及时、安全准确的服务会获得患者的信赖和尊重。在临床工作中,护士需做到思维敏捷、动作准确无误。遇到紧急抢救时,需凭借丰富的知识经验,及时给予准确的判断和处理,为患者赢得治疗时间。

(4)技术娴熟:患者入院后,安全是患者的最基本的需要。患者会对医院能否救治自己产生疑虑,希望通过医护人员的诊断、治疗和护理,消除病痛、恢复健康。护士所展现出的娴熟的技术能帮助患者消除疑虑,树立战胜疾病的信心。

(5)及时满足患者的需要:对患者的需要,护士要尽量及时满足,如患者对病情的疑问,当护士不能完全解答时,可以请管床医生解释。当患者的要求,以现有条件不能满足时,要及时向患者反馈,并解释原因。当患者的要求不合理时,可以拒绝,但一定要及时向患者及家属说明,取得理解,如脑出血患者,因不习惯在床上解手,执意要下床,此时要拒绝患者的要求,但拒绝的语言不能生硬,需做好解释工作,陈述利害关系,取得患者和家属的配合。

3. 出院时的护理礼仪　患者由于身体康复或其他原因出院时,为了使护患关系有一个良好的结束,护士应该注意患者出院时的护理工作礼仪。

(1)出院前的祝词:患者出院前,护士应对患者的康复或好转表示祝贺,感谢患者在住院期间对医护工作的配合,对自己工作不足之处,向患者表示歉意,并表达对患者出院后一如既往的关怀,愿意随时会为患者提供力所能及的帮助。

(2)详细的出院指导:患者出院并不代表治疗完全结束,在患者出院前,责任护士应详细告知患者如何办理出院手续;告知疾病的治疗情况、口服药的用法、随访复诊时间、康复锻炼方法、出院后的注意事项等。

(3)出院时的送别礼节:患者将要离开病区时,责任护士应将患者送到门口或车上,嘱咐患者保重身体,并向患者挥手告别或鞠躬告别。

二、各病室护理工作礼仪特点

各个病室在收治病种和治疗方法上存在差异,这使得护理礼仪也呈现出不同特点。

1. 内科护理工作礼仪　内科病种繁多、病症复杂,涉及多个系统和器官,慢性病患者和危重症患者相对较多,很大一部分疾病在现有医疗条件下无法完全根治。另外,病区患者年龄跨度大,高龄患者多,患者对疾病的认识和心理反应不一。这些特点共同决定了内科病房护理工作礼仪的特殊之处。

(1)细心观察,及时护理:内科疾病病因复杂且病情变化十分微妙,有些疾病表面看来平静,但随时可能发生变化,甚至危及生命。内科护士必须具有高度的责任感,扎实的理论知识、丰富的临床经验和敏锐的观察力,经常巡视患者,全面地观察患者的症状、体征、心理反应等。当患者病情发生变化时,护士能做到及时发现,快速做出针对性的处理,挽救生命,确保患者安全,满足患者需要。

(2)理解患者,真诚相待:内科患者病程较长,需反复住院,部分疾病以现有条件无法治愈,患者十分痛苦,希望医护人员能关心和理解自己。护士应针对患者从发病到康复过程中的心理活动规律和反应特点,采用疏导、安慰、解释等方法,做好心理沟通,减轻患者的不良心理反应。遇到患者不配合和指责时,护士应给予理解,不与患者冲突。只有理解患者,真诚相待,才能与每一个患者建立起感情联系和融洽的护患关系。

(3)稳定情绪,增强信心:内科疾病的特点使患者往往出现急躁、焦虑、愤怒或悲观、失望等不良情绪,这种情绪不利于健康的恢复。因此在护理工作中,护士要经常注意患者的情绪状态,有针对性地安慰患者,做好心理疏导工作。同时创造良好的修养环境,鼓励患者利用休息时间,做些活动转移注意力,如看书、看电视、听广播等。还可以多介绍一些以往治疗成功案例,帮助患者树立战胜疾病的勇气和信心。

(4)尊重老年患者:老年患者在内科疾病患者中占有相当大的比例。老年人面对病情时多表现出悲观、无价值感、孤独感、依赖心理,渴望被尊重、被重视。对于老年人的一些习惯,在不违反护理原则的情况下,尽量予以尊重,使患者能积极接受治疗。在工作中应给予尊重,与老年患者交谈要耐心,对听力、视力异常和行动不方便的患者要经常巡视,给予帮助。

(5)健康教育,鼓励参与:对于内科疾病患者,除了必要的治疗护理外,还要积极进行健康宣教,向患者介绍疾病的病因、治疗方法、用药、饮食、锻炼方法等,鼓励患者进行自我病情监测,这样不仅充分尊重了患者的知情同意权,也能调动患者的积极性。

2.外科护理工作礼仪 外科护士的服务对象包括择期手术患者和创伤性急症患者。无论男女老幼都有可能罹患外科疾病。无论受伤大小,是否需要手术,对患者和家属来说,都是非常大的心理刺激,会产生焦虑、恐惧等心理。外科护士不仅要以精湛的技术服务患者,还要以良好的服务态度、整洁的仪表让患者产生安全感,增加恢复健康的信心。

(1)健康教育,科学合理,稳定患者情绪:创伤性急症患者受伤后,因为疼痛、鲜血的刺激和对病情的不了解,大多会十分恐惧、焦虑。在进行初步处理后,应告知患者现在的病情、需要注意的事项和下一步治疗方案,消除或减轻患者恐惧和焦虑的心理。而择期手术患者也会对治疗产生疑虑,如年幼者惧怕疼痛,年长者担心手术的安全性、并发症风险和手术预期效果等。术前对患者进行全面的健康教育,介绍以往成功案例,可以稳定患者情绪,增强患者的安全感和康复信心。

(2)及时告知治疗后或术后效果:创伤性急症患者在接受治疗后或手术麻醉清醒后,希望得知自己目前情况和下一步治疗方案。此时护士应以亲切的语气鼓励患者,告知患者目前病情及后续安排。

(3)了解需要,给予满足:患者住院期间,因受疼痛、疾病和治疗的限制,其自理能力有所下降或暂时受限,如睡眠障碍、活动受限、排泄困难等。护士要加强巡视,及时发现患者需求,在不影响患者治疗和康复的情况下给予帮助和满足。关于疼痛,由于年龄、文化层次、社会背景不同,患者个体的疼痛阈值可能不同,因此护士帮助患者缓解疼痛的方法也不同,一般采用非药物止痛和药物止痛两种方法。除术后或晚期癌性疼痛可遵医嘱给予止痛剂外,其余主要采取非药物止痛法,如创造安静的病室环境,避免噪音和强光线,采用分散患者注意力、冥想美好的事物等方法来减轻患者的疼痛。

(4)鼓励患者积极面对术后特殊状态:外科术后由于治疗需要而切除了患者的部分器官或组织,如截肢、切除乳房、切除直肠并建立人工肛门等。术后患者不能适应自己身体的变化,出现自我形象紊乱。针对这些情况,护士应以真诚的态度,关心患者,帮助他们顺利度过适应期,使其能勇敢面对现实,尽快调整心态,融入正常的社会生活中。

(5)正确指导,科学解释:对患者出现的不适症状,如疼痛、腹胀、排便困难等,要礼貌、科学地向患者和家属做好解释工作,取得他们的配合和理解,让患者认识到这些现象是术后恢复的一个过程,打消患者疑虑,帮助患者尽快克服不适,增强患者康复的信心。

3.妇产科病房护理工作礼仪 妇产科患者均为女性,病变部位特殊,大多数患者都会存在羞涩、自卑、胆怯、焦虑、恐惧等特殊心理,且女性患者具有对周围事物感知敏锐、反应强烈、情绪不稳定等特点,这对妇产科护士在礼仪方面提出了特殊的要求。

（1）营造良好氛围，环境舒适：良好的氛围和舒适的环境有助于稳定患者情绪，对缓解患者紧张、焦虑的心理能起到直接或间接作用，如采用柔和的灯光、壁画和鲜花装饰，播放轻松愉快的音乐，保持病室安静通风等。

（2）尊重患者隐私，遵守保密制度：妇产科患者病变部位特殊，患者多不愿意将自己的病情公开，即使面对医生也常对病情有所保留，所以医护人员一定要尊重患者隐私，为患者保密，取得患者信任。不能在患者背后窃窃私语，也不能在空闲时讨论患者病情。

（3）沟通时避免伤害性语言：护士应尊重患者，一视同仁，关心照顾患者。不能歧视某些特殊疾病患者，如未婚先孕或性病患者，不能讥讽、训斥、指责和使用伤害性语言，避免给患者造成心理伤害或使患者因害怕指责而隐瞒病情。护士要引导患者和家属以正确的态度认识病情，指导患者科学的卫生保健及疾病预防知识，使患者出院后能做好自我保健和自我照顾。

（4）细心观察，因势利导：妇产科患者的心理复杂，且因病情不同而有所区别。所以在工作中，护士要有预见性，细心观察患者心理反应，给予患者心理疏导，如患子宫或卵巢疾病患者，未婚者会担心生育能力，已婚者会担心术后影响夫妻生活。针对这种情况，护士要为患者的病情保密，帮助患者正确认识病情，鼓励患者树立起融入社会生活的勇气。同时，还应动员患者家属帮助患者，共同积极配合治疗，以身体康复为第一要务。

（5）宣传科学，破除旧俗：孕妇生产后，部分家属会采用一些旧俗，如产后紧闭门窗等。医护人员应通过健康教育，帮助患者及家属正确对待产后习俗，指导其科学坐月子。同时让产妇认识到产后营养的重要性，保持个人卫生的必要性，保持室内通风的重要性，进行适当活动锻炼的益处。同时，医护人员应大力宣传母乳喂养的优点，强调其对母婴健康的促进作用。

4. 儿科病房护理工作礼仪　儿科收治的是从新生儿到 14 岁这一阶段的孩子，处于该阶段的孩子，年龄小，生活自理能力差，活泼，好动，情感表露直率，比较单纯，注意力易转移，缺乏自控能力。患儿住院后，在陌生的环境中，面对治疗和护理会出现一些特殊的心理反应。

（1）慈母般关怀，满足患儿需要：患儿进入医院的陌生环境时，会感到恐惧、焦虑、缺乏安全感，儿科护士要有慈母般的关怀，体贴患儿，增强患儿的安全感，减轻患儿恐惧、焦虑等不良心理状态。在进行治疗时，耐心、和蔼地进行操作，用鼓励的话语安慰患儿，减轻其恐惧感。平时还可以多与患儿做游戏，与患儿培养感情，取得患儿信任，以便患儿更好地配合治疗和护理。

（2）创造温馨环境：医院中白色的环境会使患儿恐惧，而浅蓝色、粉红色、浅黄色等颜色受到患儿喜爱，也能够缓解患儿的恐惧，转移患儿注意力。所以儿科护士可穿浅蓝色或粉红色工作服，把墙壁粉刷成浅黄、浅绿、浅蓝、粉色或在白色墙壁上贴上彩色图案、卡通画、贴画，在病房或诊疗室摆放儿童喜欢的玩具和儿童读物，播放轻松愉快的音乐，这样的环境能让患儿放松，减轻恐惧，安心住院治疗。

（3）注重与患儿的非语言性沟通：患儿的年龄不同，其表达能力、理解能力等存在较大差异，所以护士要特别注意与患儿的非语言性沟通，如真诚的微笑、温暖的拥抱等身体语言，均可以向患儿传达关心和爱护，减轻患儿心理上的紧张和焦虑。同样护士也要关注患儿表达出的非语言性信息，如患儿的体位、哭声、情绪变化等。护士还要经常巡视病房，仔细观察，认真分析，以便及时发现患儿的病情变化及其他生活需求。

（4）理解并尊重患儿：患儿也具有独立的思维能力和丰富的感情，且对成人流露出的感情十分敏感，需要护士多关注，并给予理解和尊重。在护理工作中，护士应使用文明用语，遇事多用商量的口吻，避免命令式语气和权威、指挥的态度。

（5）做好家属的解释疏导工作：患儿的情绪易受外界影响，尤其是父母的影响，为避免父母自身的悲伤、愤怒、焦躁等情绪影响患儿，护士要做好解释工作，要求家属在患儿面前控制情绪，以积极态度陪伴患儿接受各种治疗护理。

→ 项目小结

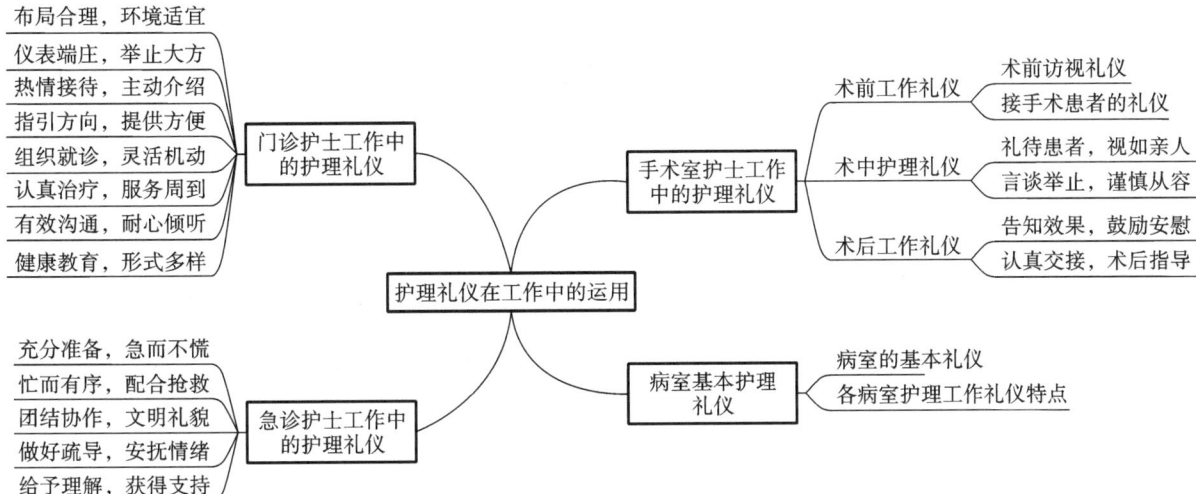

→ 直通护考

在线答题

（宋丹　刘娟）

人际沟通与人际关系

PPT 项目六

学习目标

【知识目标】

掌握沟通、人际沟通、人际关系的概念及沟通的构成要素；熟悉护士人际沟通能力的要求及培养；了解沟通的类型。

【能力目标】

运用人际沟通相关知识及技巧，正确建立良好的护理人际关系。

【思政目标】

培养平等尊重的意识，合作共赢的态度，提升人文素养，健全人格，提升国家荣誉感。

项目导言

人际沟通是人与人之间交流信息、传递意愿和表达情感的过程。人际关系是人与人之间的相互作用和相互关系。人际沟通与人际关系密不可分，二者相互影响、相互促进。护理工作是医疗工作中的重要组成部分。做好护理工作，需要多方面的配合，而人际关系融洽与否直接关系到护士的工作情绪和积极性，从而影响护理质量和患者的康复。因此，护士应建立良好的人际关系，这对顺利开展各项护理工作有着举足轻重的作用。

任务一　沟通概述

案例引导

一位高龄患者因高血压肾病收治入院，三位家属神色紧张地将其用平车推到护士站。当班护士说："这里是护理站，不能入内。"其后带领家属将患者推到了病房，并对患者家属说："这里不许抽烟，陪护不能睡病房里的空床……"此时一位家属很不满地说："你还有完没完？"

问题：

1. 该护士这种沟通方式对不对？

2. 该护士应该运用怎样的沟通方式？

沟通是人际交往的主要形式和方法。在社会生活中，人们通过沟通传递信息、交换意见、表达思想及情感，建立各种人际关系，以满足精神及物质需求。在护理工作中，护士需要与服务对象及其他相关人员进行有效的沟通,以建立各种工作关系。良好的护患沟通可以改善护患关系,减少医患纠纷,提高患者的依从性,保证护理工作的顺利进行。正确掌握和运用沟通技巧可使护士获得完整、真实的资料与信息,以便护士能更好地为患者服务,使护理工作达到预期的目的和效果,提高护理质量。

一、沟通的概念

"沟通"一词原意是指开沟以使两水相通。如《左传·哀公九年》所说的"吴城邗,沟通江淮",泛指使两方相连通,也有疏通彼此的意思。沟通有广义和狭义之分,广义的沟通是为了特定目的,在活动过程中通过某种途径和方式,有意识或无意识地将一定的信息从发送者传递给接收者并寻求反馈,以达到相互理解的过程。狭义的沟通即指人际沟通。

二、沟通的类型

1. 内在沟通　内在沟通是发生在自己内部的沟通,它包括个人的情感和思想。这种以思考为核心的内向型自我沟通,其发送者和接收者均为同一人,对人类的生存和发展甚为重要。

2. 人际沟通　人际沟通是指发生在两个人或小群体之间的信息交流,如朋友、同事、上下级之间的交往、交流等。

3. 组织沟通　组织沟通是指组织成员之间、组织和其所处社会环境之间为同一个目的而进行的情感信息的交流,这种沟通可以通过会谈、会议、文件等形式来完成。

4. 大众沟通　大众沟通是指职业化的传播机构运用机械化、电子化等技术手段,通过传播媒介面向大众进行的信息传播,常通过新闻报告、消息等形式进行。

思政课堂

晏子使楚

晏子出使楚国。楚王知道晏子身材矮小,便命人在大门的旁边开一个五尺来高的小洞,请晏子从洞进去,晏子不进去。晏子说:"出使狗国,才从狗洞进去。今天我出使到楚国,不应该从这个洞进去。"于是迎接宾客的人带晏子改从大门进去。晏子拜见楚王,楚王说:"齐国没有人可派吗?竟派你做使臣?"

晏子回答说:"齐国首都临淄有七千多户人家,展开衣袖可以遮天盖日,挥洒汗水就像下雨一样。人挨着人,肩并着肩,脚尖碰着脚跟,怎么能说齐国没有人呢?"楚王说:"既然这样,为什么派你这样一个人来做使臣?"

晏子回答说:"齐国派遣使臣,各有各的出使对象,贤明的人就派往出使贤明的国家,无能的人就派往出使无能的国家。我是最无能的人,所以就只能出使楚国了。"楚王见晏子对答如流,不再承认晏子无能,于是以礼相待。

护考提示　沟通的构成要素

三、沟通的构成要素

一个完整的沟通过程包括七个要素,即信息发出者、信息、沟通渠道、信息接收者、反馈、障碍及背景等(图 6-1)。

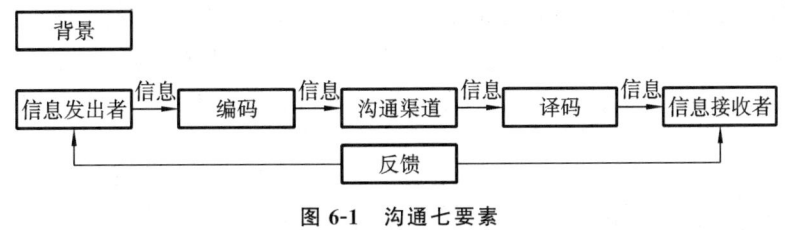

图 6-1　沟通七要素

1. 信息发出者　信息发出者指拥有信息并将信息编码传递的人。把想法与情感等内容转换成符号并把它们组成信息的过程称为编码,即把要传达的信息变成适当的语言或非语言的信息符号。

2. 信息　信息指信息发出者试图传达给他人的内容,这种内容往往附加有信息发出者的观念、态度和情感,包括语言的和非语言的信息。语言信息通过声音、文字或符号进行传递。非语言信息包括表情、动作、语调等。

3. 沟通渠道　沟通渠道是指传递信息的载体,除用语言进行面对面的交流外,还可借助电话、传真、电子邮件、网络等媒介来传递信息。

4. 信息接收者　信息接收者指接收信息并将信息解码的人。信息接收者对所获取信息的理解过程称为译码。

5. 反馈　反馈指信息接收者获得信息后的反应。在实际的沟通过程中,沟通的双方都在不断地将反馈信息回传对方,双方始终处于一种互相传递信息和反馈信息的过程中。

6. 障碍　沟通过程中任何环节出现问题都会造成沟通障碍,如信息不明确、信息表达不清楚、信息未正确编码、错用沟通方式、信息接收者误解信息等。

7. 背景　背景指沟通发生时的环境,包括心理背景、物理背景、社会背景和文化背景等。在不同的背景下,信息会被赋予不同的意义,背景影响沟通的每一个要素以及整个沟通过程。

四、沟通的特点和功能

(一)沟通的特点

1. 随时性　人类行为始终伴随着沟通。

2. 双向性　沟通是信息交换的过程。

3. 情绪性　沟通双方的情绪状态会显著影响信息的编码、传递与解码过程。

4. 互赖性　沟通的结果由沟通双方共同决定。

(二)沟通的功能

1. 心理功能　沟通是满足个体社会性心理需求的核心途径。长期缺乏人际接触易导致孤独感等心理失调状态。

2. 社会功能　沟通是构成人际关系的基石。即使特定沟通情境可能引发距离感,但其仍是社会关系发展的必要条件。

3. 决策功能　沟通为决策提供必要信息支持。日常生活中的行为选择(如着装或饮食决策)均需通过沟通获取环境信息与反馈。

任务二　人际沟通

案例引导

　　周先生,65岁,退休干部。三个月前因脑溢血入院,经住院治疗,病情稳定,但右侧肢体瘫痪,需继续接受治疗。目前主要治疗方法是针灸、理疗和肢体功能锻炼。该患者因住院时间较长,对医护人员依赖性较强,心理较脆弱。这天,责任护士小姚交班后来到周先生床边,温和地对他说:"周先生,您好! 看您的气色很不错,今天感觉好吗? 我昨天教您做伸缩腿运动,您练习了吗?"周先生一脸无奈地说:"我不是跟你说了吗,我整条腿都是麻木的,根本不能动,你们就没有别的好的治疗办法吗?"

　　问题:

　　遇到这种情况,护士该怎么做?

一、人际沟通的概念

人际沟通是指人与人之间的信息交流,包括意见、情感、观点、思想等交换过程。在人际沟通的过程中,人既是行动者,也是反映者。

二、人际沟通的类型

根据不同的分类标准,沟通可以分为不同的类型,常见的有以下几种。

(一)根据沟通的语言运用形式分类

1. 语言沟通 语言沟通指以语言符号为媒介的沟通行为。语言沟通分为有声的语言沟通和无声的语言沟通。前者又称口头沟通,以口头讲话方式进行沟通,如谈话、演讲、打电话等;后者也称书面沟通,以书面语言方式传播,如写信、发通知、板书等。

2. 非语言沟通 非语言沟通指以形体语言等非语言符号为媒介的沟通行为,如以表情、身体动作、衣着、外形、气质等为载体进行的沟通。

(二)根据沟通的组织形式分类

1. 正式沟通 正式沟通指按照组织结构所规定的路线和程序进行的信息交流,如传达指示、汇报工作、召开会议等,其特点是沟通渠道固定,信息传递准确、规范,但速度慢。

2. 非正式沟通 非正式沟通指运用组织结构以外的渠道所进行的信息交流,如私下交谈、传播小道消息、议论某人某事等,其特点是形式灵活、速度快,但信息不可靠。

(三)根据沟通的方向特点分类

1. 单向沟通 单向沟通指在信息交流时,信息接收者不再向信息发出者反馈信息,如做报告、演讲、下达指标等。其特点是接受面广、速度快,没有信息反馈。

2. 双向沟通 双向沟通指在信息交流时,双方多次交互传递信息,直到达成共识,如讨论、协商、谈判等。其特点是信息经多次反馈校正后更准确可靠,但信息传递速度慢。人际沟通大多数都是双向沟通。

(四)根据沟通的信息传播方向分类

1. 向上沟通 向上沟通指下级向上级陈述实情、表达意见,如医院院长听取职工或患者的意见,学校组织的教学反馈座谈会等。其功能在于组织决策层能及时且准确地了解内部运作状况、成员的意见及建议,以便做出正确决策。

2. 向下沟通 向下沟通与向上沟通相反,是上级向下级传达意见、发号施令等,如国家公布重大决定,医院领导向各基层科室发出指令、传达政策、提出要求等。其功能在于安排工作、布置任务等。

3. 平行沟通 平行沟通指同阶层人员的横向联系,多用于各部门的协调合作活动,如同层级医护人员之间的沟通,科室负责人之间的工作交流等。其功能在于调整组织或群体及其成员之间的关系,减少摩擦和冲突,增进相互间的合作和友谊。

4. 斜向沟通 斜向沟通指发生在不同工作部门和不同组织层次人员之间的沟通。

三、人际沟通的功能与层次

(一)人际沟通的功能

人际沟通具有心理、社会和决策功能,与日常生活的各个层面息息相关。从心理上来讲,人们为满足社会性需求和维持自我感觉而沟通;从社会性来讲,人们为了发展和维持关系而沟通;而在决策过程中,人们为了分享资讯而沟通。

> **护考提示** 人际沟通的层次

(二)人际沟通的层次

1. 一般性交谈 一般性交谈指一般性社交应酬的开始语,属于沟通中的最低层次。如"你好""吃饭了吗"之类的寒暄和应酬式语言。这种交谈有利于短时间内打开局面和建立关系;这种不涉及个人话题的交谈能提供安全感。但是,护患之间如果长期停留在这个沟通层次上,将不利于引导患者说出有意义的内容。

2. 陈述事实　陈述事实指不参与个人意见、不涉及双方私人关系,报告客观事实的沟通。在沟通双方还未建立信任感时,交谈多采用陈述事实的方式,防止产生误解或引起麻烦。护士运用这种沟通方式有利于了解患者的情况,但应注意:在此层次上的沟通主要是让患者陈述,护士应避免用语言或非语言性行为影响患者的陈述。

3. 交流看法　交流看法指沟通双方已经建立了一定的信任,可以彼此交换看法、交流意见的沟通。在此层次上,双方容易引起共鸣,获得认可或产生同情感。作为帮助者的护士,在沟通时应注意避免流露出嘲笑的表情,以免影响患者信任,使患者不愿意继续提出自己的看法和意见,从而又退回到沟通的第二层次。

4. 分享感情　分享感情指沟通双方彼此无戒心,有安全感时进行的沟通。在此层次上,沟通双方愿意说出自己的想法和对各种事件的反应、尊重彼此感情,分享感觉。为了给患者创造一个适合的情感环境,护士应做到坦率、真诚、热情并理解患者,帮助患者建立信任和安全感。

5. 沟通高峰　沟通高峰是一种短暂、高度一致和高度和谐的感觉。这种感觉偶尔产生在第四层次的沟通中,是沟通双方分享感觉程度的最高层次,也是沟通希望达到的理想境界。

四、人际沟通的影响因素

人与人之间的沟通是一个复杂的过程。沟通的方式、渠道、质量等因素显著影响沟通过程的清晰度和准确性,直接关系到沟通效果。

(一)个人因素

1. 知识水平　沟通会因双方认知水平的差异而导致出现障碍。一般来说,认知水平越接近,沟通越顺畅,否则越容易产生障碍。

2. 语言因素　生活中人们往往借助语言沟通表达情意、交流思想和协调关系。语言沟通分为有声语言沟通和无声语言沟通,前者包括两人及两人以上的交谈、报告及演讲等;后者指书面语言和听障人士的手语等。不同国家、不同民族有着不同的语言和文字,在沟通时必须使用双方都能听懂的语言(或借助翻译)。即使使用相同的语言,也可能因为语义不明、语音不清、语速过快及方言差异等导致沟通不畅或产生误会。

3. 生理因素　一个人身体的不适会影响沟通效果,如人处于疲劳和疼痛状态、双方年龄差距过大、存在听力或语言障碍等,这些因素均会影响沟通效果。

4. 情绪因素　身体状态、家庭问题、人际关系等因素可能引发情绪不稳定、波动性大,从而影响沟通的正常进行,如重病患者易出现易怒易躁、焦虑不安,绝症患者常表现出情绪低落、悲观厌世。沟通者的非语言行为若运用不当,也会影响沟通效果。

5. 其他因素　沟通双方的性格特征、兴趣爱好、表达理解能力、价值观念等的不同也会影响沟通效果。

(二)环境因素

1. 物理环境　一般情况下,光线不足、有噪声、环境杂乱、缺乏隐私条件等物理因素都会影响沟通的情绪与效果,如在昏暗的灯光下,人们能够说一些亲密的话语,而在强烈的灯光下,人们谈话的内容则可能保持一定距离。

2. 社会环境　社会环境包括周围的气氛、人际关系、沟通距离等。良好的人际关系、融洽的氛围、适当的交往距离等会促进沟通的顺利进行,反之则阻碍沟通。

3. 社会文化环境　不同种族、民族、文化、职业和信仰的人由于生活习俗不同,其沟通方式也有差异,如竖起大拇指在我国表示赞同或称赞,而在澳大利亚则表示对人的侮辱。

(三)组织因素

信息的传递层次越多,失真的可能性越大。每传递一次,信息就丢失一部分,有的信息传递到最后甚至会面目全非或与原意截然相反。组织机构设置太多会使沟通渠道出现阻碍或减慢沟通速度。

任务三 护理人际沟通

案例引导

患者方先生,晚上因胃部不适到医院就诊,患者家属陪同到医院看病。就诊时忽然感到一阵恶心,想去洗手间,但刚到走廊便忍不住大口呕吐起来。护士小马见此情景立刻走过去扶住患者,并轻轻拍打患者的后背,扶患者坐到椅子上,不停地安抚他:"您一定很难受吧?"并把餐巾纸递给患者擦嘴,用一次性杯子倒水让患者漱口。患者家属十分感动,连声说:"真不好意思,把地弄脏了。"小马说:"不要紧,我马上请清洁工来处理。不过患者可能还会呕吐,您最好做些准备,不要让他再吐到地上了,您有塑料袋吗?"患者家属马上从挎包里找出一个塑料袋,递给了患者。小马说:"对,再想呕吐的话就吐在塑料袋里。"患者家属见清洁工来清扫地面,就主动上前帮忙。

问题:

1. 这位护士的做法如何?

2. 这位护士的做法满足了护理人际沟通的哪些要求?

一、人际沟通在护理工作中的作用

人际沟通在护理工作中具有至关重要的作用。无论是护患关系的建立,还是医护关系、护际关系的发展,均依赖于有效的人际沟通。

1. 有效收集患者资料,提供健康教育 护士与患者的沟通交流,可帮助护士全面了解患者的情况,收集患者的详细资料,为促进患者的健康提供充分依据。同时,护士还可以通过沟通,向患者提供相关的健康知识及信息,帮助患者预防并发症,提高自我护理能力。

2. 减少护患冲突和纠纷的发生 在临床护理工作中,许多纠纷的发生均与护患沟通障碍有着直接或间接的关系。护士与患者之间应互相信任,加强沟通与交流,帮助患者提高对自身疾病的了解和认识,在交流中应体现出"以人为本""以患者为中心"的整体护理模式。交流时护士要面带微笑,语言亲切,用词准确,切实为患者着想,使患者对医院、医护人员有信任感,减少纠纷的发生。

3. 促进思想交流与情感分享,维持心理平衡 沟通能增进护患间的情感交流,增强亲密感。同时,沟通能让患者通过倾诉来保持心理平衡,促进身心健康。

4. 协调医疗群体内行动,促进护理质量的提高与组织目标的实现 护士在工作中要处理好与其他人员的关系,除护患关系外,还包括医护、护际及护士与医院内其他工作人员的关系。只有一个团结友爱的医护团队,才能更好地发挥医院的功能以及增强护理队伍的凝聚力,有效提高护理质量和患者满意度。

二、护士人际沟通能力的要求及培养

(一)养成良好的个性品质

1. 尊重 尊重是让处于疾病状态下的患者能够保持心理平衡和尊严,不因疾病受歧视。尊重患者绝非小事,它是关系到护士能否得到患者理解和信赖的关键。

2. 真诚 真诚是指一个人内在与外在保持自我和谐的一致性。对于护士来说,真诚是最重要的个性品质,有助于赢得患者的信任。

3. 责任心 责任心是指对工作的态度,是获得患者信任的最基本条件。护理工作与患者生命息息相关,必须具有高度的责任心,否则无论操作技术多么熟练,说话态度多么热情,都很难得到患者的信任。

4. 用心倾听 一位优秀的倾听者应该善于理解讲话者的意图和信息,把听人讲话当成了解情况、建立关系的机会,不放过任何重要信息。

(二)培养高尚的职业道德

1.关心患者,热情服务 护士应关心体贴患者,对患者热情服务,体现人道主义原则和全心全意为人民服务的精神。

2.尊重人格,平等待人 护士在为患者服务时,应尊重患者的人格。不论患者的职务高低、年龄大小、病情轻重、容貌美丑、关系亲疏或经济贫富等,均应做到一视同仁、平等待人。

3.诚实谦让,文明礼貌 护士对患者应始终做到诚实谦让、礼貌热情、举止端庄、言语文明;能虚心接受他人的批评;善于与同事合作,不嫉贤妒能。

4.恪守信誉,保守秘密 患者在求医过程中常常会向医护人员坦诚告知自己的心愿和要求,并期望从医护人员那里得到理解和帮助。医护人员必须信守自己的承诺,以此取得患者的信赖,建立良好的护患关系。

(三)具备广博的知识

过硬的技术是架起患者及其家属对护士理解与信任的桥梁。作为一名护士,除具备娴熟精湛的技术外,还要具备丰富的专业知识及人文理论知识,才能得到患者的信任。

1.基础文化知识 护士应掌握相应的基础文化知识,为后期深入学习护理学专业理论知识奠定基础。

2.专业知识 护士应学好生理学、解剖学、生物化学等医学基础知识以及护理学基础、内科护理、外科护理、儿科护理、妇产科护理等专业理论课程。这些知识是护理专业工作的理论基础,切实理解并掌握这些知识,是护士运用医学知识解决临床护理问题的根本所在。

3.人文社科知识 护士学习心理学、医学伦理学、美学、哲学及法学等人文社科知识,有助于培养自身的观察力、鉴赏力及分析解决问题的能力。

(四)掌握常用沟通技巧

作为一名合格的护士,应遵循沟通原则,掌握护理工作中的常用沟通技巧,注重给患者留下良好的第一印象;善于倾听,合理应用语言的科学性、艺术性及非语言性行为等。

(五)加强实践锻炼

实践出真知,护士应在日常生活中把握一切机会,主动与人(尤其是患者及其家属)沟通交流,从而提高自己的人际沟通能力。

任务四　人际关系

案例引导

责任护士小林,工作5年,上班期间常会根据自身经历、自我判断为患者服务。当护理的患者是女大学生时,会根据自己对当代大学生的了解、过去与他们接触交往的经验,凭借自己对大学生的"成见",采取热情、坦率而又亲切的态度进行沟通;当护理的患者是年龄较大、文化程度较低的农民时,也会凭借过去的"成见",采取耐心、关切而又尊重的态度与方式进行沟通。她这样做既简便又得体,较容易获得成功。

问题:
1.这位护士是用什么方式与患者沟通的?
2.这位护士的这种沟通方式有什么好处?

一、人际关系的概念

人际关系是在20世纪初由美国人事管理协会(现更名为美国国际人力资源管理协会)率先提出的,也被称为人际关系论,于1933年由美国哈佛大学教授梅约创立。广义的人际关系是指人与人之间的关系,包括社会中所有人与人之间的关系,以及人与人之间关系的所有方面。狭义的人际关系指在社会实践中,个体为满足自身的发展及生存的需要,通过一定的交往媒介与他人建立及发展起来的以心理关系为主的关系。人际关系既是一种物质关系,也是一种精神关系,具体表现为人与人之间的心理关系和距离。

二、人际关系的理论

(一)人际认知理论

1.人际认知的概念　人际认知是个体在交往中观察了解他人的外在特征和外显行为,并推测或判断其心理状态、人格特征、行为动机和意向等内在特征的过程。

> **护考提示**　常见的认知心理效应

2.常见的认知心理效应

(1)首因效应:首因效应又称第一印象效应,是人们初次接触时,彼此凭直觉观察所形成的最初印象。首因效应对人际认知的印象形成具有极大影响。

(2)近因效应:近因效应是指最后的印象对人认知产生的影响。虽然最后形成的印象会影响人们对某人特性做出解释,但近因效应的普遍性和明显性不如首因效应。

(3)光环效应:光环效应指当对一个人的某种特性形成好或坏的印象后,人们倾向于据此推论该人其他方面的特性,而可能掩盖了事实本身。如果认为一个人具有某种突出的优点,就可能认为其他方面他也能做好,这个人就被一种积极肯定的光环笼罩,被赋予更多更好的品质。

(4)刻板印象:刻板印象指人们对某一类或一群人的共性特征所持有的固定化、概括化看法。如老年人常被认为是思想僵化、墨守成规、缺乏改革创新精神的;知识分子常被认为应该是文质彬彬的;商人常被认为是不容易打交道的;草原上的牧民常被认为是粗犷豪放的等。刻板印象极易形成某种偏见,影响交往的顺利进行。

(5)投射效应:投射效应是指个体倾向于将自己的感情、意志、特性等投射到他人身上,认为他人也具备与自己相似的特性,尤其当对方的某些身份特性(年龄、职业、性别、社会地位等)与自己相同时更是如此,如富于攻击性的人认为别人也生性好斗。

(6)仁慈效应:仁慈效应指在对他人的特性进行评定时,好的评价常多于不好的评价。此情形主要见于对人的判断,而不见于对物的判断。

(二)人际吸引理论

1.人际吸引的概念　人际吸引是个体与他人间情感上相互喜欢、相互需要、相互依赖的状态,是人际关系中的一种肯定形式。

> **护考提示**　人际吸引的规律

2.人际吸引的规律

(1)接近吸引律:交往的双方存在着诸多的接近点,这些接近点能够缩小相互之间的时空距离和心理距离,使双方更容易相互吸引,继而成为知己。

(2)互惠吸引律:如果交往的双方,能够给对方带来报偿,就能增加相互间的吸引。这种报偿包括知识的需要、生理的需要、心理的需要、政治的需要等。预期得到报偿的概率越大,吸引力就越大;利益与付出比值越大,吸引力就越大;实际得到的报偿越接近预期,吸引力就越大。

(3)对等吸引律:对等吸引律指人们都喜欢那些同样喜欢自己的人,这就是古人所说的"爱人者,人恒爱之"的心理机制。因为人们都愿意被人肯定、接纳和认可,他人的喜欢是满足这一需要的最好奖赏。

(4)诱发吸引律:诱发吸引律是由自然的或人为的环境的某一因素而引发的吸引力。在人际交往的过程中,如果人们受到某种诱因的刺激,而这种刺激正好投其所好,就会引起对对方的注意和交往的兴趣。

(5)互补吸引律:当双方的个性或需要及满足需要的途径正好成为互补关系时,就会产生强烈的吸引力。社会心理学家认为,两人相处对双方都有助益,或彼此都有友好的意愿,或彼此发现有类似的态度时,两人的交互关系就有继续维持的可能。

(6)光环吸引律:光环吸引律指一个人在能力、特长、品质等某些方面比较突出,或社会知名度较高,这些积极的特征就像光环一样使人产生晕轮效应,感到他一切品质特点都富有魅力,从而愿意接近交往。

三、建立有效人际关系的策略

1.谦虚谨慎,摆正位置　要做到这一点的关键是正确认识自己的过去,忘记过去的辉煌或阴影,平静地看待周围的人和事,保持一种平和而理智的心态,做到谦虚待人。

2.平等相待,真诚相好　良好的人际关系的建立需要双方的相互理解和以诚相待,要做到真诚、友善、一视同仁。"善大,莫过于诚",真诚地赞许别人,给予彼此相互尊重,能使彼此间愿意进一步倾诉和交心,加深了解,增进信任。

3.主动开放　每个人所隐藏的内心世界,正是别人希望发现的奥秘,一般来说只有暴露自己的内心,才能走进别人的心里。善于与人交谈和一起娱乐,能恰当分配时间与人交往,积极参加集体活动,往往会取得思想上的沟通和感情上的融洽。

4.心理互换与相容　在日常生活中,我们常常由于种种原因而导致不能很好地理解别人,但当你站在别人的位置上看问题时,就会了解别人的所言所行,获得许多从未有过的理解,从而缩短了彼此间的心理距离。每个人都有保留自己意见和按照自己意愿去生活的权利,彼此只能用自己的思想去影响别人,而不可能强行改变别人。如果时时处处尊重和理解别人的选择,不过高要求别人,心胸豁达,就可以减少彼此间的误解,达到心理相容。

5.合作协助,友好竞争　生活在相同的环境中,彼此间的合作不可避免。当你设身处地地为别人着想时,彼此合作的契机便已来临。在与他人的竞争中,倡导"公平公开、诚信合作"。

知识拓展

真诚第一,效能第二

有一个楚人挑着一只山鸡赶路。他骗路人说他挑的是只凤凰。而这个路人并没有见过真正的凤凰,就想要把它买下来敬献给楚王。结果,他出高价买下的山鸡没过一天就死了。路人心疼不已,不是因为损失了很多银两,而是因为没有实现把凤凰献给楚王的心愿。这件事传到了楚王的耳朵里,他真以为那只山鸡就是凤凰,很受感动,重赏了那个路人。

【感悟】

在人际交往中,真诚第一,效能第二。对朋友发自内心的真诚比帮助取得的效能更重要。也许你的帮助不能打动对方,但你的爱心和真诚一定能感动对方。

➡ 项目小结

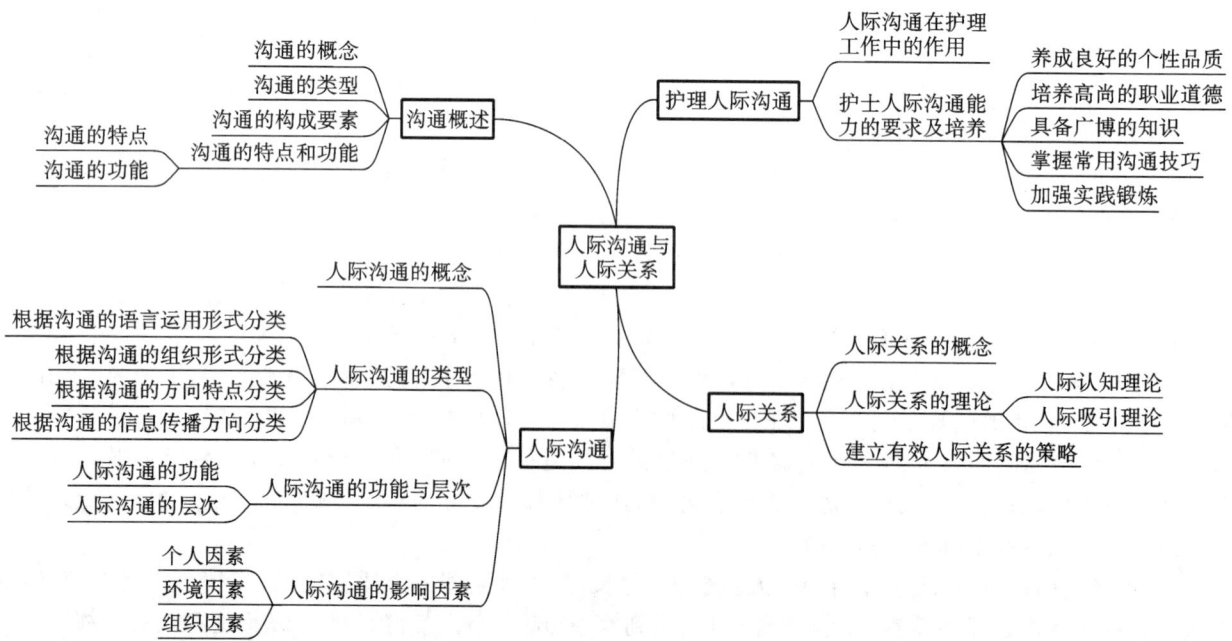

直通护考

在线答题

（苗雨）

语言沟通

PPT 项目七

学习目标

【知识目标】

掌握语言沟通和护理专业性交谈的类型及技巧；熟悉语言沟通和护理专业性交谈的定义；了解护士应具备的语言沟通技巧和语言修养。

【能力目标】

能说出语言沟通的定义，认识有技巧的语言沟通在护理工作中的重要性，并能理论联系实际，很好地运用在护理工作中。

【思政目标】

通过本项目的学习后，能够在护理实践工作中进行高效的沟通，更好地为患者服务。

项目导言

卡耐基曾经说过，一个人事业上的成功，只有 15% 是由于他的专业技术，另外 85% 靠人际关系和处世技能，而语言沟通在人际关系和处世技能中具有非常重要的作用。良好的语言沟通既不是花言巧语哄人开心，也不是口若悬河令人佩服，它是智慧的迸发，更是个体教养和应变能力的体现。但沟通能力不是与生俱来的，需要不断学习和实践才能获得。有技巧的语言沟通可以及时且准确地了解患者所思所想，还能很好地维护医生和护士、护士和护士、护士和患者及其家属之间的关系，有效提高护理服务质量，更能体现医院良好的就医环境，从而促进患者身心健康。

任务一　语言沟通概述

案例引导

患者老郑，男，67 岁，小学文化，低保户，咳嗽、咳痰 30 年，发热、咳嗽喘息加重 3 天入院。胸部 X 线检查双肺有片状浸润阴影，伴有胸腔积液。周一护士小张和小李晨间一起查房时发生以下对话：

小张："郑大爷，昨晚听您咳嗽不停，是不是有痰吐不出来呀？"

老郑："是呀，已经很用劲儿了，还是咳不出来。"

小李："郑大爷，咳不出来您也要小声点，其他患者今早都来护士站投诉您了，说您咳嗽声音太大，都不能好好休息呀。"

老郑："不好意思啊，有时候控制不住，我也没办法啊。"

小张："别担心，郑大爷，您是感觉痰液很黏咳不出来吗？"

老郑："是啊,而且用完力气之后感觉头晕胸痛得很。"

小张："好的,郑大爷,待会儿查完房之后我来给您拍个背,帮助您顺畅排出痰液,如果拍背后还是不能顺利地把痰咳出来,我会跟您的主治医生说一下,看是否能通过做雾化稀释一下痰液,您先别担心。"

小李："小张,好啦,走了走了,你跟他说这么多干嘛,他又不懂。对了郑大爷,虽然您是低保户,但是住院产生的费用还是需要缴纳的,一会儿您下去把欠的费用交一下,别等我催第二遍。"

老郑："你怎么说话的? 我要去投诉你!"

问题:

1.案例中的沟通属于语言沟通的哪种类型?

2.小李说的话是否违背语言沟通的原则?

语言沟通是人类社会中不可或缺的交流手段,是处理人际关系的核心能力,也是人类获得社会各项信息的重要途径。护士与患者或患者家属进行语言沟通时,一般是在收集患者的相关资料、核对信息、传递有关促进健康和恢复健康的信息以及进行情感交流等。因此,护士应严格遵守语言沟通的原则,掌握语言沟通的技巧,以便更好地在护理工作中为患者及其家属做好服务和协调工作。

一、语言沟通的含义

语言沟通是指在一定社会环境下,人们借助共同的语言信息在个人或群体间交流和传递思想、知识、情感及愿望等信息的过程。在临床护理工作中语言沟通是护患之间情感和信息沟通的桥梁,它渗透着护士对患者无微不至的关怀和真诚的祝福,融入了护士对患者的爱心和鼓励。

二、语言沟通的类型

根据语言沟通的形式,语言沟通主要分为口头沟通、书面沟通、电子沟通三种类型。

(一)口头沟通

口头沟通是指人与人之间利用有声的自然语言符号系统,通过口述配合听觉来进行的,以口头语言为主要传递信息工具的沟通方式。口头沟通是护患之间最常用、最直接的语言沟通方式,如患者基本信息资料的收集、入院出院介绍、相关检查前的要求、护理操作前的解释说明、健康教育等。它的特点是信息传播较快且方式直接,除了可以快速得到沟通信息的回应,还可以直接观察到沟通对象的情绪反馈,从而可以及时调整沟通的内容。但口头沟通由于信息传递及反馈的速度较快,没有经过仔细反复的推敲及验证,会受沟通环境和沟通双方的文化程度、主观性等因素影响,沟通者很容易产生理解偏差和记忆偏差。

(二)书面沟通

书面沟通是指利用文字符号进行信息的传递,即用文字记载下来可随时查看的语言。在护理工作中利用书面沟通的情况较多,如入院和出院告知书、药物说明、特殊检查的要求等。书面沟通有一定的局限性:首先,对于专业性较强的书面沟通,会使用部分专业术语或者符号,因此对阅读者(沟通对象)的文化程度有一定要求,否则书面沟通便无法顺利进行;其次,无论是信息还是情感的反馈都不如口头沟通及时、丰富和详细;最后,书面沟通的信息可以长期储存,对患者来说可以减轻记忆负担。

(三)电子沟通

电子沟通又称为E-沟通,是以计算机技术与电子通信技术组合而产生的信息交流技术为基础的沟通,是随着电子信息技术兴起而产生的一种沟通方式。在网络服务普及化的今天,临床工作中电子沟通的主要媒介是通过网络进行远程服务。它既可以作为媒介进行口头沟通,如电话问诊;也可以实现书面沟通,如电子邮件。电子沟通不受时间、距离等影响,覆盖面广。

三、语言沟通的作用

语言沟通是人类社会的基础,它可以将复杂的概念和理论转化成为言简意赅的语言符号,让他人更容易、更快捷地认识、理解和接受,也是人类维持日常生活工作的重要手段。人们通过语言沟通来进行思想、情感和知识等信息的交流,表达自己的需求和意愿,理解他人的想法和感受,从而促进社会组织的发展。

(一)信息的交流

信息的采集、传送、整理和交换都是沟通的过程,通过沟通,交换有意义、有价值的各种信息,生活中的大小事务才得以开展。掌握语言沟通技巧、了解如何有效地传递信息,能提高人们的办事效率和竞争优势。

(二)人际关系的协调

良好的语言沟通可以增进人与人之间的信任,增强情感互动,协调并建立和谐的人际关系。在护理工作中,良好的语言沟通有利于维持良好的护患关系,降低护患矛盾的发生率,构建和谐的工作环境和就医环境。

(三)促进心理健康

亚里士多德在其著作《政治学》中提道:人天生就是社会性的,而孤独的人要么是野兽,要么是神。他认为人类是一种社会性动物,需要依赖社会和群体生活,而不是独自生存,所以人与人之间需要建立起沟通联系。良好的语言沟通能够避免孤僻、寂寞、压抑等不良情绪,从而促进心理健康。

(四)提升自身综合能力

护理岗位是一个综合性较强的岗位,不仅需要扎实的理论知识和过硬的操作技能,更要有较强的慎独精神以及良好的沟通能力。人们通过语言沟通不仅能锻炼自身的表达能力,也能获取自己想要或有利的信息,从而提高自身综合能力。

四、护理工作中语言沟通的原则和修养

语言沟通是一个人外在表现和内在素养的综合体现,也是护患交往中最主要的沟通形式。因此,护士必须遵守语言沟通的基本原则,以构建和谐的就医环境,促进人类健康。

视频 7-1-1:语言沟通的原则和修养镜头(一)

(一)目标性

语言沟通是一种有意识、有目的的活动。护士和患者的每一次沟通都应该有明确的目标,可以是评估患者身心健康,也可以是对患者需求的回应等,但目标都应围绕护理目标的实现来进行。

(二)规范性

口头沟通和书面沟通都应做到内容真实可信、科学准确,面对不同知识层面的人群采取恰当的措辞和表达方式,尽量做到通俗易懂。在口头沟通过程中,面对不同语言背景的患者,为保证信息的有效传递,应规范使用普通话,做到清晰准确、实事求是。对于特殊患者的特殊要求,如隐瞒病情,护士应按照相关规定及人道主义原则妥善处理。书面沟通应按照单位的规章制度进行,未经医院的审核同意,个人不得擅自出具书面文件。

视频 7-1-2:语言沟通的原则和修养镜头(二)

(三)尊重性

人与人之间有效沟通的基础是平等。护士在与患者沟通时,需尊重患者,不应受学历、职业、社会地位、财富等外在因素的影响,不可伤害患者的自尊,更不能侮辱其人格。

思政课堂

　　2014 年 5 月 4 日,习近平总书记在北京大学师生座谈会上的讲话中指出:"青年的价值取向决定了未来整个社会的价值取向,而青年又处在价值观形成和确立的时期,抓好这一时期的价值观养成十分重要。这就像穿衣服扣扣子一样,如果第一粒扣子扣错了,剩余的扣子都会扣错。人生的扣子从一开始就要扣好。"人生的成长始于沟通能力的培养。从出生起,学习与他人沟通(无论是语言形式还是非语言形式)便是每个人的首要课题。掌握有效沟通的原则与技巧,不仅体现个人的综合素质与修养,也是价值观的重要外化形式。

任务二　护理专业性交谈

案例引导

孙奶奶,75 岁,小学文化,确诊肝硬化,孤寡老人,情绪十分低落。护士发现后给予关怀。

护士:"孙奶奶,您怎么还没吃早饭呀?"

孙奶奶:"没,吃不下,唉。"

护士:"孙奶奶,怎么了？是因为您的病吗？能和我具体说说吗？"

孙奶奶:"医生刚跟我说我得肝硬化了,这个病是要死人的,我还没活够。"(抱头啜泣)

护士沉默,轻轻抚摸着孙奶奶的背。几分钟后,待患者情绪平静。

护士:"孙奶奶,我相信您肯定听说过一些肝硬化患者的事情,但是肝硬化也是要分期的,就是轻、中、重,您发现得早,还是轻度,只要好好配合治疗,心态放宽,一定会有效果的,不是每个肝硬化患者一确诊就是无药可救的,您看刚刚和您一起等待检查的赵大爷,他也是肝硬化呀,他好好配合治疗,按时吃药、打针、复查,已经平安度过 4 年啦,现在各项指标都控制得很好,所以您也要有信心,好吗?"

孙奶奶:"真的吗？那我也要打起精神听医生护士的话,好好配合治疗。"

护士:"真的,下次碰见,你们俩可以互相交流交流,那您现在应该干嘛呀?"

孙奶奶:"吃早饭!"

问题:

请问该护士与患者的交谈运用了哪些交谈技巧?

一、交谈的含义与类型

(一)交谈的含义

交谈是口头语言沟通的主要方式。护理专业性交谈主要是指护士与患者及其家属以口头语言进行沟通,多用于收集患者的基本信息和健康状况信息,也是收集主观资料最主要的方法,同时有助于与患者建立相互信任的关系。

护考提示　交谈的类型

(二)交谈的类型

在护理工作中,护士与患者及其家属常用的交谈类型有以下几种。

1.按照交谈是否提前告知患者分为正式交谈和非正式交谈

(1)正式交谈:是事先通知患者,有目的、有准备的交谈,其中准备包括时间、地点、参加人员等。正式交谈容易引起患者对本次谈话的重视,效果较好。

(2)非正式交谈:是指日常治疗和护理工作中与患者进行随意、自然的交谈。

2.按照参加交谈的人数分为个别交谈和小组交谈

(1)个别交谈:指护士和患者一对一进行交谈,没有其他人员参与,如护患交谈、医护交谈等。

(2)小组交谈:指 3 人或 3 人以上的交谈。在进行小组交谈时,必须提前拟定好交谈的主题,明确目的,围绕主题开展充分的交谈。

3.按照交谈的客观条件分为面对面交谈和非面对面交谈

(1)面对面交谈:交谈的双方或几方都在对方的视线里,是最常见的传统交谈方式,能快速地传达、接收和反馈信息,但也有可能因为交谈双方对于信息的理解和分析不够充分,导致交谈过程中无法准确理解对方意思而发生分歧。

(2)非面对面交谈:借助网络和信息化工具,如手机、信件等来进行交谈。几乎不受时间、空间、地域和数量的影响,但此种交谈的回复和反馈的速度是根据交谈选择的媒介决定的。

4. 按照交谈的目的、主题和内容,可以分为一般性交谈和治疗性交谈

(1)一般性交谈:交谈的内容十分随意、广泛,可以是基于建立护士和患者的信任、情感联结,多表现为对他人的关注、问候和祝福,一般不涉及健康和疾病。

(2)治疗性交谈:一般基于患者健康方面的问题进行交谈,且部分交谈能起到治疗性作用,如询问病史、过敏史、家族史、用药史等。

视频 7-2:
交谈的过程
演示

护考提示　交谈的过程

二、交谈的过程

(一)做好准备

在交谈前护士应事先拟定交谈提纲,以便引导患者按顺序讲述,确保围绕主题进行交谈。向患者说明交谈目的、主要内容及所需时间,让患者有心理准备。安排的环境要安静、舒适、不受干扰,并有适宜的照明。提前跟患者预约时间,避开治疗和护理的时间。

(二)开始交谈

大多数人对人物或事物的判断和定性都会被首因效应影响,所以在交谈的开始,护士应给患者或患者家属留下良好的印象。用礼貌与真诚的态度营造良好的交谈氛围,寻找患者关注的话题,调动患者交谈的积极性。

(三)正题切入

在交谈的过程中,护士应注意引导患者抓住主题,并针对交谈主题有计划地进行引导。当患者陈述时,不要随便打断或提出新的话题,但要有意识地引导患者围绕主题。对患者的陈述和提出的问题,要给予解释和适当的反应,如点头、微笑、手势等。

(四)结束交谈

达到交谈目的后,可提醒患者预定时间快到了,对本次交谈的内容作出简要小结,征求患者意见和建议,必要时约定下次交谈的内容或问题、时间、地点等,询问患者有无需要解决的问题,礼貌地结束交谈并向患者致谢。

三、有效交谈的技巧

(一)倾听

倾听是全神贯注地接收和感受患者在交谈时发出的全部信息,是一种平等而开放的交流。善于倾听是护士与患者建立良好沟通渠道的必要前提。在交谈的过程中,护士要专注倾听患者的诉说,观察患者发出的非语言信息,进而获得比较全面的信息,使沟通能深入地开展。

视频 7-3:
护理专业性
交谈的技巧

(二)核实

在交谈过程中,护士对患者的交谈内容有所疑惑,或者为了验证自己对患者的描述,理解是否得当,可采用重述、反问等方法来进行核实,保证护士获取的信息的准确性和真实性。

(三)提问

有技巧的提问是收集信息和核实信息的重要手段,还可以避免患者东拉西扯浪费时间,久久不能切入正题。为避免无效提问,护士可根据当时谈话的具体情况来选择提问方式。

视频 7-4:
提问

1. 封闭式提问　可以用于说明具体问题或澄清某些事实,虽然不能全面了解事实,但能快速切入正题,如"您今天吃降压药了吗?""您昨晚输完液之后大概睡了几小时?"。

2.开放式提问 可以引导患者无拘无束、不受限制地说出自己的想法或感受,如"您现在有哪些不舒服的表现呢?""您吃了这个药之后身体有哪些反应?"。

(四)阐释

在交谈过程中患者无论是对环境、自身病情、治疗方案、护理操作等都有很多疑问,需要护士进行详细的阐述和解释,以减轻患者的不安和焦虑。护士给患者阐述自身的观点和建议时,应做到语言简洁、通俗易懂,勿使用过多的专业术语。

(五)共情

共情指护士能设身处地去体验患者的处境和心情,对患者所担心的事情要有同理心,能理解他们的感情,并进行充分恰当的表述。合理的共情有助于患者表达真实感情和需求,必要时还应给予鼓励和安慰。

(六)沉默

在交谈的过程中,适当沉默可以表达默认、思考、抗议、保留意见等,在特定的情况下寓意广泛。沉默不仅可以帮助患者充分思考、回忆和宣泄,也可以为护士预留思考和观察的时间,并鼓励患者继续倾诉,但要注意长时间的沉默可能会使双方情感分离。

思政课堂

魏武行役,失汲道,军皆渴,乃令曰:"前有大梅林,饶子,甘酸可以解渴。"士卒闻之,口皆出水,乘此得及前源。

以上典故源自《世说新语·假谲》,虽比喻愿望无法实现,用空想安慰自己,但它也能很好地说明良好的语言沟通技巧能将语言的作用充分发挥。

任务三　护士应具备的语言修养

案例引导

王先生,48岁,初中文化,艾滋病患者,情绪低落。护士在病房发药时发生以下对话。

护士:"王先生,您昨晚睡得好吗?"

王先生:"完全睡不着。"

护士:"是因为您的病吗?您能给我讲讲您是怎么得的艾滋病吗?哎,张大爷、李大妈你们也过来都听听。"

王先生:"你这个护士怎么这样,我要去投诉你。"

护士:"不说就不说嘛,这个药请按说明书标注的时间按时吃,走了。"

问题:

1.请问该护士具备护士应该有的语言修养吗?

2.护士应具备的语言修养有哪些?

一、护士应具备的语言修养

护士的服务对象是患者,护士的天职就是为患者的健康提供最大的守护和帮助,而护患的交往,语言沟通是第一步,要做好语言沟通,护士应具备以下语言修养。

1. 主动介绍自己和医生　护士在工作中要使用四性语言,即礼貌性、解释性、安慰性、保护性。在患者刚入院时要主动迎接患者,向患者介绍环境、各项规章制度、主管医生、主管护士等,以消除他们的陌生感。

2. 结合非语言交流　护士要仪表端庄、体态优美、淡妆上岗,应给患者留下良好的第一印象。在工作中要善于使用非语言交流,如面部表情、眼神、身体姿势及必要地触摸等,尤其对儿童、老年人及重症患者。有时护士对患者的关心和体贴,可体现在一些细微的动作中,如触摸患者的额头,可以温暖患者的心,体现出亲情的关怀。

3. 语言恰当合适　语言是护士与患者进行信息传递和思想情感交流的重要工具。它像一面镜子,在护理工作中反映出护士的思想、道德、文化修养和情操。语言对患者来说有更重要的含义,当患者处于陌生、恐惧、焦虑痛苦的状态之中,患者对医护人员的每一句话都会认真倾听,即使是一句不经意的话,都可能对患者的心理产生影响。护士的语言可以给患者带来信任和希望,也可以给患者造成痛苦和绝望。由此可见,语言交流在护患沟通中对加速疾病的转归起着至关重要的作用。护士在与患者沟通时,语速不宜过快,过快会超过患者的接收能力,导致其无法理解沟通内容从而影响沟通效果。

4. 选择适当时机　护士与患者沟通的时间应选择患者的病情和情绪稳定的时候,如对于头痛的患者应等其头痛缓解之后再向他介绍有关疾病的知识;择期手术的患者应及时向他们介绍有关手术的知识及注意事项,以消除或缓解他们的恐惧感。

5. 体现个性化服务　患者由于年龄、文化背景、患病时间的长短不同,对疾病的认识和知识的需求也不尽相同。护士在给患者做宣教时要区别对待,有所侧重,不能千篇一律。对老年患者讲解疾病知识时,声音要大一些,一次不要讲得太多,还要经常重复讲,从而让患者记住沟通内容。

6. 了解心理需求　护士要了解患者的基本需求和特殊要求,有针对性地给予帮助和支持,设法满足患者的需求。如刚做完垂体瘤切除术的患者最想知道应该怎样配合医生和护士、在饮食上的注意事项等,护士要不失时机地为患者讲解这些知识,满足患者的心理需求。

二、护理语言沟通技巧

(一)情感支持

沟通应建立在信任之上,护士应选择患者感兴趣的谈话内容,可以通过鼓励、安慰性的言语或者辅以肢体语言来让患者感受到被尊重、被理解,继而更愿意表述心中所想所需,引导患者畅所欲言,从中获得对临床护理有用的宝贵资料。

视频 7-5:
护理语言
沟通技巧

(二)个性化沟通

护士在与患者进行沟通时,应结合患者的年龄、文化背景、所患疾病、对于所患疾病的认识等具体情况,选择不同的沟通方式,做到区别对待,有所侧重,如患者本身学医,在沟通即将要进行护理操作时,可以采用部分专业术语来提高沟通的效率。

(三)少用说教的方式

在护患交流过程中,护士最容易出现的问题是试图用讲道理来说服患者,或想就此纠正患者的想法,这些都可能会阻碍患者真实想法的吐露。护士应该少用说教的方式,尽量鼓励患者说出自己的感觉与想法,并根据获得的信息和资料对护理工作进行适当调整。

(四)注意循序渐进

护士与患者沟通时,应注意循序渐进,如果护患关系未到信任程度,或者沟通时机未到,护士选择单刀直入,想直接获取自己想要的信息或者达到某种效果,只会适得其反,甚至加深护患矛盾。

(五)注意保护患者隐私

为了帮助患者恢复健康或者促进健康,患者有时会将一些私人信息或者隐私告诉护士。在任何情况下,护士都应该保守秘密,如果有特殊原因需要告知他人,必须先取得患者本人的同意。若遇到特殊身份患者到医院就诊,护士也应平等对待,保护其隐私,更不能为谋取私利而出卖其信息。例如某位著名演员到医院就诊,留下了电话号码,即使你的朋友特别喜欢他,也不能告知其联系方式。

▸ 项目小结

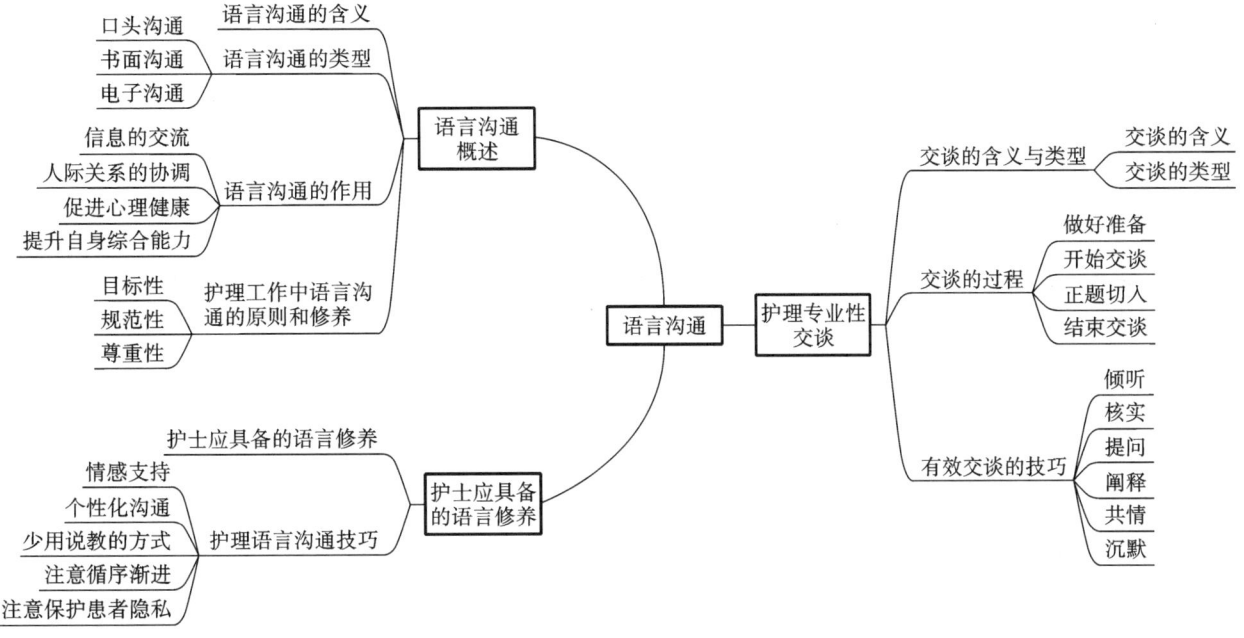

▸ 直通护考

在线答题

(曹瑞)

非语言沟通

PPT 项目八

学习目标

【知识目标】
掌握非语言沟通的含义、特点和基本要求;熟悉非语言沟通的作用;了解非语言沟通的起源。

【能力目标】
在护理实践活动中学会并能运用微笑、目光、手势、距离、触摸等非语言沟通方式进行护患沟通。

【思政目标】
教学中对学生适时融入仁爱教育,让学生学会尊重患者,利用非语言沟通恰当灵活地向患者传递信息、交流思想和表达情感,塑造医护人员的良好形象。

项目导言

在人际交往中,除了借助语言进行信息沟通外,还要用非语言来表达情感,如眼神、姿态、表情、手势、触摸、仪表、服饰、距离等。美国著名心理学家、传播学家艾伯特·梅拉比安总结出:沟通效果＝语气语调(占38％)＋肢体语言及表情(占55％)＋说话内容(占7％)。由此可见,在人际沟通中互动的双方所获得的信息,大部分来自非语言沟通。护士不仅可以利用非语言行为向患者表达意图,还可以通过观察患者的非语言行为深入了解患者的思想情感,建立良好的护患关系,更好地为患者提供服务。

任务一　非语言沟通概述

案例引导

张女士,32岁,因肾绞痛急诊入院。患者蜷缩身躯,面色苍白,大汗淋漓,一会儿大声哼叫,一会儿小声呻吟,表情非常痛苦,家属十分焦急。当日急诊值班护士甲快步走到患者身边,安慰患者说:"没事,到医院了,我马上通知医生为您检查。"说完快速跑去找值班医生。护士乙倚靠在椅子旁,斜视着患者,用笔敲击着桌子,对患者大声说:"哼什么哼!叫得我心慌,表都填错了!"

问题:

1.护士乙接待患者时非语言沟通行为有哪些问题?

2.假如你是当天的值班护士,你会如何处理这种情况?

非语言沟通是指借助非语言符号来传递信息、交流思想和表达情感的一种沟通方式,如仪表、服饰、眼神、动作、表情、手势、触摸、距离、副语言等。它是语言沟通的自然流露,同时作为语言沟通的重要补充,能够使信息的表达更加准确和完整。护理工作对象大多是患者,很多患者不能用语言、文字来表达自己的感受和愿望,需要护士充分了解和掌握非语言沟通的特点、规律及其作用,为患者提供有效的护理服务,减少护患纠纷的发生。

一、非语言沟通的含义

非语言沟通指在医疗护理工作中,护士通过观察患者的神态、面部表情、身体姿势、语气语调等非语言信息来洞察他们的内心感受,获取关键信息,从而提供相应的护理服务。在某些情况下,非语言沟通是获取患者信息的唯一方法,如使用呼吸机的患者不能用语言来表达自己的感受,护士要通过观察患者的神态、表情、手势等来解读他们的需求,从而为其提供恰当的护理服务。因此,护士在工作中应细致观察患者的非语言行为,理解患者真实需求,恰当地使用非语言符号向患者传递信息,以在工作中提升护理效果。

知识拓展

非语言沟通的起源

柯林伍德指出:"每一种语言或语言体系(言语、手势等)都是起源于全身姿势的原始语言的一个分支;在这种原始语言中,身体各部分的每一个动作和每一个固定姿态,都和口语具有同样的意义"。20世纪20—30年代查理·卓别林出色的无声表演以及朱利叶斯·法斯特《体态语言》的出版使人们认识到非语言沟通在人际交往中的重要作用。

护考提示 非语言沟通的特点

二、非语言沟通的特点

(一)真实性

非语言沟通往往比语言沟通更能够传递信息的真实意义。奥地利心理学家弗洛伊德说:"只要一个人用眼睛去看,用耳朵去听,他就会确信,任何人都无法保守他内心的秘密。即使他的嘴巴保持沉默,但他的指尖却喋喋不休,甚至他的每一个毛孔都会背叛他!"在语言沟通中词语的选择可以有意识地控制,而非语言行为是人真实思想的表露,常常是无意识的。在人际交往中,通过观察体态语言,可以鉴别一个人说话的真伪。护士在观察患者病情的时候,可以通过非语言沟通来掌握患者真实的病情信息,为后期的治疗和护理提供参考。

(二)广泛性

在人类沟通的过程中,非语言沟通的运用极为广泛,它具有直接、简便、快捷的特点。只要人开口说话,都会有意无意运用非语言符号来辅助语言传情达意,甚至在不说话的时候也能用体态语言传达较多信息。在临床护理工作中,护士询问患者病情时,一般会一边说一边用手势辅助,如手指着自己的头说"我这里很疼",用手揉着膝盖说"只要一动,这里就不舒服"。非语言沟通在护患沟通交流中使用频率高,即使在语言差异很大的环境中,人们也可以通过非语言行为了解对方的想法和感觉,促进护患有效沟通。

(三)通用性

非语言沟通虽有民族性差异,但也存在共性。不同的国家和不同的民族,人们(不受年龄、性别和文化层次的影响)大多会使用某种非语言符号来表达同一种情感,如鞠躬表示尊重,微笑表示友好等。一般来说,患者哭表示痛苦和悲哀,微笑表示喜悦,愁眉苦脸表示苦恼。护士懂得了非语言沟通的通用性,可以更准确地把握患者的心理动态。

(四)差异性

虽然非语言沟通有一定的通用性,但受种族、地域、历史、文化、风俗习惯等的影响,不同国家和不同民族的非语言沟通也存在差异。在美国,"OK"手势表示"同意",而在巴西这一手势带有侮辱性含义。因此,护士在与不同民族、不同文化背景的患者沟通时,要了解患者的文化背景和风俗习惯,以保证沟通的顺利进行。

(五)持续性

非语言沟通是一个持续的过程。在一个互动的环境中,自始至终都有非语言载体在自觉或不自觉地传递信息,可保持双方持续不断的沟通。一般而言,在沟通过程中,双方的仪表和举止就传递出相关的信息,双方的距离、表情和身体动作能显示各种特定的关系,如患者从入院到出院的过程中,即使彼此很少、甚至没有进行语言沟通,护患间的非语言交流也在不断地进行,无声的语言将护士的情感、态度、技术水平等信息传递给患者,使患者产生不同的感受。

(六)情境性

非语言沟通展开于特定的情境中,情境决定了非语言符号的含义。在不同的情境中,相同的非语言符号会有不同的意义,如挥手动作可以表示"再见"或"你好"或"不行";拍桌子可能是"拍案而起",表示怒不可遏,也可能是"拍案叫绝",表示高度赞赏;流泪既可表达悲痛、生气、委屈、仇恨的情感,也可以表达幸福、兴奋、感激、满足等情感。因此,在护理工作中,护士应结合当时患者的文化背景、所处环境和其他非语言沟通行为(如表情、眼神、动作、姿态),使非语言沟通运用得更加准确和恰当。

三、非语言沟通在护理工作中的作用

(一)表达情感

非语言行为可以传递情感和情绪,人们的喜怒哀乐都可以通过表情、体态等直接表现出来。在护患沟通中,由于疾病的影响或在特定环境下,患者与护士只能通过非语言沟通来传递信息,如患者用表情、目光、肢体动作向护士传递内心的恐惧、痛苦、焦虑不安、失望无助等信息,护士用慈爱的目光、关切的微笑、和蔼体贴的表情等行为来表达对患者的关心、理解和支持,以鼓励患者战胜疾病。

(二)调节互动

非语言沟通具有调节互动行为的作用。在医护人员与患者及其家属沟通过程中,会使用大量的非语言信息,如点头、对视、皱眉、降低声音、改变体位、靠近或离开对方等,这些动作都在传递一些不必开口或不便明说的信息,便于双方调节互动行为,如当护士向患者做健康宣教时,患者目光与护士对视并不断点头,说明患者在专注地倾听,护士可把握时机继续宣讲;若该患者坐立不安、东张西望甚至皱眉,向护士传递的信息就是有干扰或不愿意听,这时候护士就需要停下来做相应的调整。

(三)验证信息

非语言符号可以起到验证和确认人际互动中语言信息的作用。护士与患者均会通过留意观察对方的非语言信息,以此来证实自己的判断,如焦急等待肿瘤切片报告的患者会通过医护人员进入病房时的面部表情来预感即将得到的信息,以验证自己的猜测和结果是否一致;医护人员在观察患者时,若患者说"我好多了",但表情显得烦躁不安,甚至痛苦难忍,就需要注意语言和非语言信号表达的信息是否一致,以掌握患者内心真实的心理状况。

(四)显示关系

每条沟通信息总是由内容含义(说什么)和关系含义(怎么说)相结合而成。内容含义主要通过语言表达,关系含义则较多地依靠非语言信号传达,如和蔼体贴的表情向患者传递了友好的相互关系,而生气的面孔和生硬的语调则向患者传递了冷漠和疏远的关系。护士靠近患者坐着,这种交谈方式显示了双方平等的关系;如果护士站着对躺着的患者说话,则显示了护士对患者的控制地位。

(五)补充替代

在特定环境和场景下,非语言沟通可以弥补语言符号在传递信息时的不足,如临床上患者手术后口渴时会舔嘴唇,饥饿时会做嘴巴张合的动作,想睡觉时会闭上眼睛,想吐时会指向垃圾桶,护士表扬患者坚强时会伸出大拇指等。这些非语言行为均可补充或替代有声语言。护士恰当地使用非语言行为,能使护患交流更直观和准确,更好地为患者提供有效服务。但是这种替代是有条件的,必须在同样的文化背景或是普遍被人们认同的规则下才能运用,反之则会影响沟通效果。

四、非语言沟通的基本要求

非语言沟通广泛存在于社会生活和工作中,如果能够恰当地运用非语言沟通,将对信息的传递、情意的表达起到十分重要的作用。作为护士需要熟练掌握和运用非语言沟通,使沟通过程更顺畅,促进护患关系的良性发展。在与服务对象的沟通过程中,非语言沟通的基本要求如下。

(一)尊重患者

尊重患者就是尊重他们的人格和权利,充分考虑患者的个性心理,用平等之心对待患者,让患者保持心理平衡。在护理工作中尊重患者(包括精神病患者)的人格就是尊重他们的尊严,尊重他们的个性心理,尊重他们的各种正当需求,协助其履行知情权、同意权、隐私权,使患者保持人的尊严,不因身患疾病而受到歧视。

(二)沟通得体

非语言沟通常常直接影响到服务对象对护理人员的信任程度和尊重程度,影响良好护患关系的建立。因此,护士要通过学习,掌握良好的非语言沟通技巧,在不同的场合下采用正确的非语言沟通方式来达到良好的表达效果。护士在护患沟通过程中的姿态要大方、得体,笑容要自然亲切,举止要礼貌热情,仪态要端庄高雅,使之符合大众的审美心理。同时,表情语言要亲切自然,举止动作要礼貌热情,手势动作不宜过大或过小,过大显得张牙舞爪,过小显得缩手缩脚。服饰穿着要符合工作需要和行业的规范要求。需要注意的是,蓬头垢面、披头散发、衣着随便、鞋子沾灰、举止粗鲁等都会使人反感;站姿或坐姿东倒西歪、面部表情呆板单一,都会引起患者的反感和不信任,影响沟通效果。

(三)因人而异

使用非语言沟通时,护士要充分考虑患者的不同特点,采用不同的非语言沟通方式来提升沟通的准确性和适用性,如眼神、表情、姿态的含义和感情色彩,有些是人们约定俗成的,有些则是特定情境规定的,导致其使用有一定的时空范围,同样一个体态动作在不同的民族、不同的国家和不同的时代有着不同的含义。因此护士在使用非语言沟通时,需因时因地因人准确使用,确保表达正确。

(四)注重反馈

在与服务对象沟通时,护士必须时刻关注对方目光、表情和身体动作的细微变化。若碰到一些始料不及的状况,应不动声色地应对尴尬和摆脱困境,也可以运用眼神、表情、姿态、手势表示拒绝。因此,在护患沟通中,护士应具备敏捷的思维和灵活的应变能力,使沟通变得高效。

思政课堂

护士行为举止的职业要求

1.文明

(1)尊重患者,平等相待:绝不能训斥和嘲笑患者,更不能有任何体现恩赐观念的行为举止。

(2)文雅大方,体贴入微:护士在工作中要求朝气蓬勃、精力充沛、反应灵敏,动作敏捷、勤快、利索,不能举止轻浮、拖拉疲沓、无精打采或散漫。

2.科学严谨,恪守医德 实施护理操作时要严肃、谨慎、恪守操作规程,具备慎独精神。操作技能娴熟,态度认真。

3.在护患沟通中传递医者仁心,体现公平和尊重。

任务二　非语言沟通在护理工作中的运用

案例引导

　　患者杨女士,38岁,社会灵活就业人员,右肾切除术后第一天,因伤口疼痛晚上入睡困难,患者家属想咨询护士是否需要打止痛针。患者家属来到护士站,看见值班护士正在有说有笑地接听电话,患者家属等待其接听完电话后,把情况向护士说明,护士用鄙视的眼光扫了患者家属一眼,不耐烦地用食指指向患者家属示意其到那边去问医生。

　　问题:

　　1.请问该护士的非语言沟通方式有何不妥?如果你是值班护士应该怎么做?

　　2.作为一名护士,应该怎样塑造自身良好的职业形象?

　　在护患沟通过程中,护士如果能够敏锐地观察患者表现出来的非语言信号,恰当运用非语言沟通,不但能树立良好的职业形象,还能取得良好的沟通效果,有助于建立良好的护患关系。

一、护患非语言沟通的运用形式

(一)形象

　　形象就像一面镜子,护士端庄、大方、温柔、优雅、细腻、热情的气质,说话时面带微笑、速度适中,能给患者留下善良、温和、博爱的“白衣天使”形象。如果护士首次与他人见面,睡眼惺忪、蓬头垢面,穿有污迹的工作服,则难以获得患者的信任,甚至还会被质疑工作能力。因此,护士应做好个人卫生,将工作服清洗干净,做到整洁无污迹,扣好衣扣,规范戴好帽子和口罩,检查内衣是否外露。发型和穿着的选择应避免标新立异,给人干净、整洁、简约、端庄和高雅的印象(图8-1)。

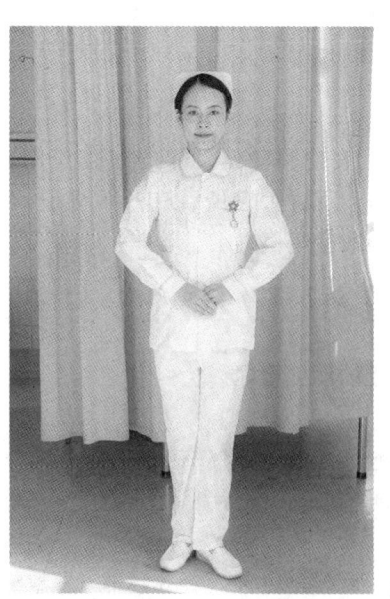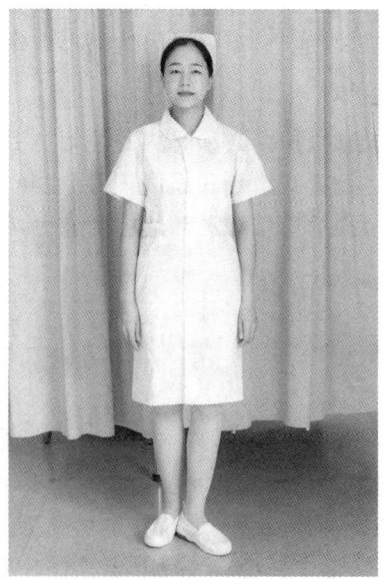

彩图

图8-1　护士职业形象

(二)表情

　　表情是人的面部情态,是人类情绪、情感生理性的表露。表情是一种体态语言,它的基本媒介是面部表情肌的动作,它的基本语义是人的内心情感。表情不仅能给人以直观的印象,还能感染人,是沟通交流的有效形式。在人际交往中,表情真诚可体现人们的情感、思想等各种复杂的心理活动与变化。通过表情,人们可以感受到对方的各种情绪和心理活动。因此,在护患沟通中,护士应以职业道德为基础,有效地运用和调控自己的面部表情。

(三)触摸

触摸是非语言沟通中一种特殊的沟通形式,包括抚摸、握手、拥抱等。不同的接触部位、不同的接触对象,都可以使同一种动作表达的意义发生变化。护士触摸老年患者和患儿可体现出关心、体贴、理解、安慰和支持等情感,若触摸同龄异性患者则可能造成误会。

1.触摸的作用

(1)有利于儿童生长发育及心理发展:根据临床观察,触摸对儿童的生长发育、智力发育及良好性格的形成具有明显的刺激作用。

(2)有利于改善人际关系:在护患沟通过程中,沟通双方的触摸行为可以反映双方在情感上相互接纳的程度。

(3)有利于传递各种信息:如护士触摸高热患者的额部,传递了护士对患者的关心和对工作负责的态度。

2.触摸方式

(1)根据不同的实际情况采用不同的触摸方式:只有采取与环境相一致的触摸,才能起到良好的效果。如患者家属被告知其亲人病危,医生正在奋力抢救时,护士紧握患者家属的双手,或将手放在其手臂上,患者家属可得到较好的安慰,能减轻其焦虑和恐惧不安的感觉。如果患者及其家属正因私事而争吵,此时护士前去触摸(或轻抚),则可能因刺激而引起强烈反感,影响沟通效果。

(2)根据患者的特点采取其易于接受的触摸方式:从中国的传统习惯看,同性之间的触摸比较容易获得好感,对于异性患者的触摸则应持谨慎态度。年轻女护士与老年男性患者沟通时,轻触手背或手臂,可以使患者获得亲密感和舒适感。相反,老年女护士则不宜随便对年龄相仿的男性患者施以触摸,以免引起误会和反感。同样,年轻女护士不宜对年轻男性患者施以触摸,而对幼小的儿童患者则无须有任何性别的顾虑,轻抚幼儿的头面部,可以起到消除紧张感,显示关爱的效果。

(3)根据沟通双方关系的程度,选择合适的触摸方式:在一般的社交场合,双方关系不够深入可礼节性地握一下手。如果关系较亲密可轻轻拍一下对方的手背或肩膀。握手时间长短及松紧程度也可以表示双方关系的亲密程度,如双手紧握甚至拥抱,表示其亲密程度和感情深厚。

3.触摸在护理工作中的运用

(1)用于健康评估:护士在对患者进行健康评估时,经常采用触摸方式,如护士触摸腹痛患者腹部,了解是否有压痛、反跳痛、肌肉紧张等。

(2)给予心理支持:触摸是一种无声的安慰和重要的心理支持方式,可以传递关心、理解、体贴、安慰等情感。产妇分娩时,护士抚摸产妇的腹部或握住产妇的手,产妇可能感到安慰,甚至感觉疼痛减轻。

(3)辅助治疗:据有关研究发现,触摸可以激发人体免疫系统,使人精神兴奋,减轻因焦虑、紧张而加重的疼痛,有时还能缓解心动过速、心律不齐等症状,具有一定的保健和辅助治疗作用。

4.注意事项

(1)护士应根据情境、场合等具体实际情况,采取合适的触摸方式。

(2)护士应根据患者性别、年龄、病情等特点,采取患者易于接受的触摸方式。

(3)护士应根据沟通双方关系的亲疏程度,选择恰当的触摸方式。

(四)手势

手势是指人的两只手及手臂所做的动作。手是人体最灵活自如的部位,所以手势是非语言表达中最丰富、最有表现力的举止(详细内容可参见项目三"护士的仪态礼仪"任务二"护士的基本仪态礼仪"相关内容)。

(五)距离

人际距离是指人与人之间的空间距离。当人与人交往时,不同的人际距离会传递出不同的信息,处于不同的空间距离会使人产生不同的感觉,从而产生出不同的反应。由空间位置变化而造成交际距离的变化可以反映沟通双方之间的亲疏关系和心理距离上的变化。一般情况下,交际距离越近,关系越亲密,心理距离也越近。沟通双方是根据交往的进展随时调节交际距离的。

> **护考提示**　距离的类型

1. 距离的类型

(1)亲密距离:交际距离在0.5 m以内,属于非常亲密的人之间的交往区域。如果不具备亲密关系就进入这种距离,便会被视为个人空间被侵犯。护士在为患者实施操作时,经常与患者接触,如测量生命体征、皮肤护理、灌肠、导尿等,护士在操作前应向患者解释,请患者配合,避免患者产生不安或不适。

(2)个人距离:交际距离为0.5～1.2 m,此距离也是比较亲近的距离,适合亲朋好友、同学、同事、医护人员之间的沟通。在护患沟通中,距离的拉近有利于更好地收集病情资料。这种距离双方容易接受,是医护人员与患者交往的较为理想的人际距离。

(3)社交距离:交际距离为1.2～3.5 m,属于正式场合和公务场合的交际距离。双方用语言、目光、表情、手势等方式沟通,这种距离容易给人一种安全感,处在这种距离中的双方,既不怕受到伤害,也不感觉太生疏,可以友好交谈,如小型会议、交接班、会诊等多采用这种距离。

(4)公众距离:交际距离在3.5 m以上,主要用于群体交往,不适合个人交谈,如集体演讲、报告、讲课等。距离的加大阻碍了人们使用真诚的说话语调来进行个人性质的谈话,同时也使视觉的观察效果下降,因此公众距离不适合护理人员的工作需要。

2. 距离的控制和调节　人际交往的空间距离不是固定不变的,护士应根据患者的年龄、性别、病情需要及与患者的沟通层次,有意识地控制和适当调节与患者间的距离。如对儿童和孤独的老年患者,缩短交际距离有利于情感沟通;但对一些敏感患者、沟通层次较低的患者,交际距离应适当疏远,留给对方足够的个人空间,否则会使对方有不安感和紧迫感,甚至产生厌恶、愤怒、反抗等情绪。另外,在护理工作中常会遇到一些患者或患者家属很信赖护士,交谈时与护士很贴近,并要伏耳与护士说话,这种超出常规范围的举动有时会使护士感到不适,但是切记不要做出厌恶的表情,可以巧妙地调整距离,如给他安排一把合适的椅子,请他坐下来谈。

(六)副语言

副语言(又称类语言或辅助语言)指有声而无固定意义的声音符号系统。副语言是通过口语的声音特征来表达的,如笑声、哭声、呻吟声、叹气声、喘气声等,还包括说话时的音质、音量、语调、语气、语速、停顿等。

1. 副语言在情感表达中的作用　从一定意义上来说,副语言虽然不是语言,但有时却胜似语言,它在沟通思想、感情方面的作用,丝毫不比语言逊色。一般来说,音调高可能表示强调、情绪激动、兴奋;音调低可能表示怀疑、回避、痛苦、伤心;声音强度大可能表示强调、激动;声音强度小可能表示失望、不快、软弱、心虚;节奏加快可能表示紧张和激动;节奏变慢可能表示沮丧和冷漠。护士要善于运用声音的效果加强自己所表述内容的意义和情感。因此,护士在为患者做解释指导时,应尽量保持平静的语气、中等语速,让患者感到稳重、自信、可靠。表达情感时,应有与内容相吻合的情感语气。另外,护士在与患者沟通交流时,可利用声音停顿的效果,引起患者的重视。采用适当的停顿达到询问的目的,同时也给患者留出思考的时间,实现更有效的沟通。

2. 副语言可以影响信息的含义　副语言可以影响信息的含义。同样的一句话,如果护士采用不同的副语言,可以表达不同的含义,如用轻缓和平稳的语调说"你真聪明",表达了对对方的称赞和敬意。如果语速较快,声调较高地说"你真聪明!",可能是在讥讽对方。同一句话用不同的语调表达,可以使患者感到温暖、安全,也可以使患者心理上产生紧张感。

总之,言语表达及其语调的变化都会影响护患沟通的效果。护士应熟悉和掌握副语言,通过音调的抑扬顿挫、速度快慢、强调重音及音量大小来判断患者的情绪和需要,了解患者的性格特点,为其提供优质服务。

二、护患非语言沟通禁忌

(一)错误目光投射方式

1. 斜视 表示护士对患者轻蔑、反感和无兴趣,就像人们所说的"不正眼看人"。护士应忌用斜视。

2. 盯视 护士目不转睛地注视患者或其他地方,表示出神或挑衅,不宜多用。

3. 他视 护士与患者沟通时,眼睛看别的地方,注意力不集中,给人不友好、不尊重他人的印象。

4. 虚视 眼睛眯起,瞳孔缩小,眼神不集中,表示失意、胆怯、疑虑等。这种眼神容易使患者认为护士专业知识不扎实,操作技能不娴熟,综合能力差,从而产生不安全感。

(二)八种不雅笑容

1. 冷笑 冷笑含有无可奈何、不以为然、讽刺、愤怒、不满等含义,护士使用冷笑非常容易使人产生敌意。

2. 狞笑 护士应忌用狞笑,这种面容凶恶的笑大多表示愤怒或恐吓。

3. 窃笑 偷偷地笑,容易让护士和患者间产生误会,引起不必要的矛盾。

4. 怪笑 阴阳怪气的笑,容易让患者误认为护士在嘲笑他。

5. 媚笑 媚笑有意拉近与对方的距离,具有一定的功利性。在普通护患关系中,会给人轻浮的印象。

6. 假笑 虚情假意的笑给人不真实、不坦诚之感,是非语言沟通的大忌。

7. 奸笑 奸诈的笑有"笑里藏刀"之意,是不受欢迎的笑。

8. 怯笑 因羞涩或胆怯而流露的笑容,常常会用手遮住嘴,且不敢正视对方的眼睛。这种笑给人一种不自信的感觉。

三、护患非语言沟通训练

(一)目光与眼神

1. 工作凝视 工作凝视适用于护士与患者的交谈及同事间的工作交谈。凝视时应用眼睛看着对方脸的三角区域(以双眼连线为底线,上顶角到前额)。这种凝视给人郑重严肃的感觉,适用于工作交往。

2. 社交凝视 社交凝视是人们在社交场所使用的凝视行为,是用眼睛看着对方脸的下三角区域(以两眼为上线,嘴为下顶角),主要用于各种类型的友谊聚会。护士采用社交凝视时,会营造出一种和谐的社交氛围。

3. 侧扫视 侧扫视是用来表示感兴趣、喜欢、轻视或有敌意的凝视行为。侧扫视若伴着微笑和略翘起的眉毛,是一种表示感兴趣的信号。若伴着眉毛下垂,嘴角下撇,就成了一种表示猜疑、轻视或敌视的信号。

(二)微笑与表情(图 8-2)

1. 眼中含笑训练法 如果一个人嘴角上翘,眼睛仍是冷冰冰的,就会给人虚假的感觉。眼中含笑的训练方法是:取厚纸一张,遮住眼睛下边部位,对着镜子,想象让人高兴的事情,鼓起双颊,嘴角两端做微笑的口型。这时双眼就会呈现出十分自然的表情。然后放松面孔,眼睛恢复原样,但目光仍脉脉含笑。这就是眼中含笑。

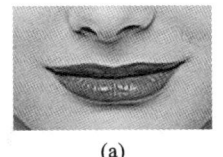 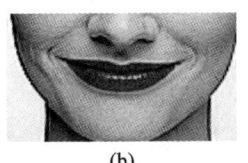 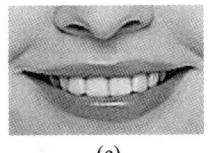

(a)　　　　　　　　(b)　　　　　　　　(c)

图 8-2 微笑与表情

2. 嘴巴微笑训练法 嘴巴微笑主要是笑不露齿,尤其是不露出牙龈;嘴角的两端略提起,笑不出声,自觉控制发声器官,既不压抑喜悦,也不咧着嘴嘻嘻哈哈地笑。具体训练方法如下。

(1)咬住一支筷子,放松面部肌肉,然后让微笑的嘴角微微向上翘起,让嘴巴成弧形,口里念"一"字音,轻轻笑。

(2)读单韵母"e"。除了注意口型之外,还需要眉、眼、面部肌肉的协调配合。

（3）调动情感,回忆有趣的事情。联想让自己高兴的经历,调动内心感受,有感而发。

（4）当着同学或亲人练习,克服胆怯心理。讲话做到自然大方,面部始终保持微笑,并请同学或亲人点评。

（5）加强豁达乐观的性格训练,培养丰富的学识,增加内涵,练就一套自信而灿烂的笑容,树立良好的职业形象。

项目小结

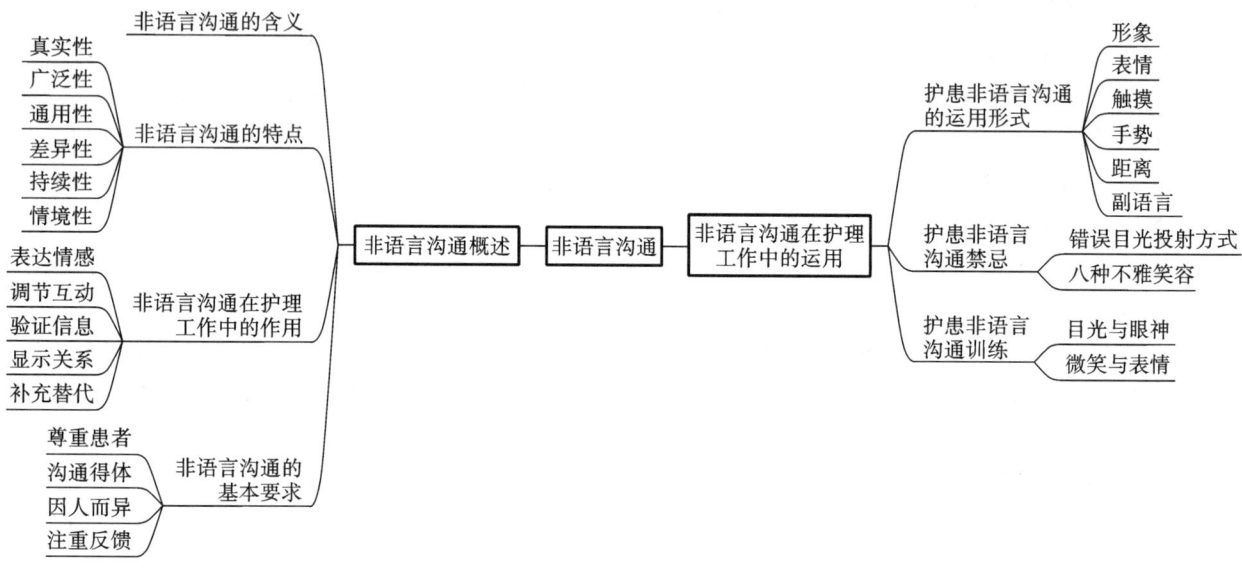

直通护考

在线答题

（宋定秀　杨素夏）

沟通技巧

PPT 项目九

项目导言

良好的沟通技巧是护士在护理工作中的重要技能。护士应恰当使用倾听与劝说、赞美与批评、拒绝与表达等沟通技巧。这样不但能帮助护士在交谈过程中获取准确的信息，还能建立良好的护患关系，从而为患者提供高质量的服务。护士应该不断提升自身的沟通技巧，为患者康复和健康做出更大贡献。

任务一　倾听与劝说

案例引导

患者王小姐，32岁，未婚，因左侧乳房发现一肿块5月余来院就诊，诊断为乳腺癌，拟下周在全麻下行改良乳腺癌根治术。护士巡视病房时发现王小姐在偷偷哭泣。护士对患者说："别哭了，哭也没有用，能保住性命就不错了。"

问题：

1.该护士采取这样的沟通方式合适吗？为什么？

2.如果你是这位护士，会如何处理？

一、倾听

有效的倾听可以帮助护士全面、深入地了解患者，从中获取必要的信息，进而有针对性地与之交流，实现更有效的护患沟通，提高护理服务质量。

(一)倾听的重要性

1. 尊重对方 认真倾听是一种礼貌的行为,体现了对对方的尊重。护士专注地倾听,能给患者带来"我很关注你,很重视你"的感觉,这是建立和谐护患关系、保证护患沟通顺利进行的重要手段。

2. 获取信息 倾听最基本的作用在于获取信息,耐心倾听有助于收集更为完整的资料。护士在倾听的过程中要善于思考,把控好谈话的内容,理解患者的真正意图。通过倾听,护士可以了解患者的个性特点、生理需要、心理需要及其他需要,收集患者对健康或某些问题的看法,为下一步护患沟通奠定基础。

3. 促进倾诉 倾听不等于不说话,在听的过程中护士要积极分析思考,有技巧地提问,尽可能引发患者表达的欲望。良好的倾听技巧可以鼓励患者,促进他们更愿意倾诉,使谈话更深入、更全面。如果护士心不在焉,会让患者产生不想继续倾诉的想法。有效的倾听既要知道听什么,还要学会如何听。不仅要用耳朵去听,更要用脑去听,用心去听。

(二)倾听的层次

有效的倾听可以通过学习来掌握,不同的倾听行为会产生不同的倾听效果。按照影响倾听效果的行为特征,倾听由弱到强可以分为以下五个层次。

1. 听而不闻 护士对患者表达的信息听而不闻、置之不理,甚至随意打断患者的发言。如护士和患者谈话时心不在焉或者做其他的事,丝毫不顾患者说了什么,连基本的礼貌都不具备,连"耳旁风"都算不上。这样,一方面,护士无法很好地感知患者所表达的信息;另一方面,患者也会感到不适,不愿意继续表达,最终导致双方沟通质量低下。

2. 虚应差事 护士虽然具备基本的礼貌,但对患者的谈话内容并不感兴趣。如护士时不时点头称"嗯""是啊""好",但注意力并没有真正放在患者身上,对于患者所说内容实际上未听进去。这种行为常常引起误解,给患者一种敷衍的感觉,从而失去深入交流的机会。

3. 选择倾听 护士只听自己感兴趣或与自己有关的部分,对不感兴趣、不喜欢的内容自动排除。这种选择性倾听只能了解事情的局部,易导致决策失误。

4. 专注倾听 护士主动积极地倾听患者的发言,能记住甚至复述内容,同时加入个人理解。然而,这一层次的倾听主要依赖于护士的感觉和感情,本质上是以护士的视角为出发点,而非真正理解患者的立场。

5. 同理心倾听 作为倾听的最高层次,同理心倾听包括听内容、听感受、听需求三部分含义。同理心即护士将心比心,把自己置于患者的位置,设身处地去感受和体谅患者。进行同理心倾听时,护士应带着理解和尊重积极主动地倾听,敏锐捕捉患者言语中的关键信息。这种注入感情的倾听方式有利于良好护患关系的形成。

护考提示 倾听的技巧

(三)倾听的技巧

护士日常工作繁重,不可能与每位患者做长时间交流或听患者长篇大论,良好、有效的倾听技巧可以帮助护士快速准确地获取信息。

1. 以良好的护患关系为基础 大部分患者都不愿意与自己不信任的护士做深入沟通。患者是否愿意对护士表达更多的信息,取决于对护士的信任程度。和谐的护患关系能促进沟通的顺利进行。护士获取更多信息的前提条件就是和患者建立良好的护患关系,成为患者信任的护士,使患者愿意与其倾诉。

(1)尊重患者:护士应尊重患者的人格尊严,以真诚、热情、友善的态度对待每一位患者,让患者感到温暖亲切。护士的尊重对鼓励患者准确表达信息、促进护患沟通有重要作用。相反,如果患者得不到护士的尊重,便不愿意与护士交谈。因此,尊重是沟通的必要条件,应始终贯穿倾听全过程。

(2)提升素养:护士应不断提升自身的职业素养。具备高尚的职业道德,本着以患者为中心的服务理念,急患者所急、想患者所想;具有精湛的专业技术,能准确、熟练完成各项护理操作,减轻患者病痛。优质的护理服务会让患者产生安全感和信任感,愿意去接近并信赖护士,向护士倾诉,这样就能收集到更多有用的信息。

(3)了解心理:由于病痛的折磨,患者的生理、心理均承受巨大的痛苦,随之带来一系列的心理变化。常见的情绪反应包括抑郁、焦虑、恐惧、愤怒等。护士要善于观察并分析患者的心理特点,要予以理解并宽容对待。只有充分了解患者的心理特点,才能准确掌握其表达的真正含义,实现有效倾听。

2.关注患者 为了收集更多有用的信息,应与患者加强沟通,关注患者的内心感受和想法。

(1)目光接触:在护患沟通过程中,主动用目光去接触对方的人往往处于积极的主导地位。护士若想在沟通中占据主动,引导患者充分表达自己的想法和意愿,就应该在交谈中主动与患者进行目光接触,让患者感受到护士的诚意和认真的态度。

(2)及时回应:在患者陈述过程中,可以用"我明白了""原来如此""这样啊"等简短的回答进行互动。一方面表示护士正在用心倾听,另一方面暗示患者可以继续说下去。如果没有回应,患者可能猜测护士的倾听意愿,这种猜测的心态可能对谈话造成不利影响。因此,护士在倾听患者的谈话过程中,一定要及时给予回应,以保证倾听的顺利进行。

(3)适当肯定:在交谈中,如果患者受到护士的肯定,那么他会愿意继续说下去,而且会谈得更深入、更全面;如果护士持否定态度,那么患者可能就不愿意继续说下去。所以在非辩论的情况下,想要更多、更及时地收集信息,达到有效倾听的目的,就要适当地给予患者肯定。最常用的表达肯定的方式有点头、微笑,一般还要配合目光接触同步进行。

(4)复述:复述是指在某个内容的谈话即将结束的时候,或者谈及某些重要话题时,重复对方的发言。护士复述有两个作用:一是与患者确认谈话的内容,澄清护患双方的理解是否一致;二是表示已获取患者所表达的信息,强调并核实该信息的重要性。护士在倾听患者的述说时,对涉及与病情有关的陈述,一般都要进行复述,如"王大爷,您的意思是说,昨晚半夜感到有点呼吸困难,对吧"。

3.有技巧地提问 有技巧地提问可引起患者谈话的欲望,并把谈话引导到护士想要了解的话题上。

(1)封闭式提问:封闭式提问是一种限制回答的范围或提供备选答案的提问方式。它可以说明具体问题或澄清某些事实,有助于节省时间、提高效率。在会谈的中晚期,或者收集具体、有针对性资料时,护士常采用封闭式的提问。如"昨晚还有没有胸闷?""你的意思是想尽早进行手术,是吗?""咳出的痰带血吗?""今天还疼不疼?"

(2)开放式提问:开放式提问是一种不提供备选答案,需要患者自主发挥、组织语言进行回答的提问。护士在交谈的开始或者广泛收集资料时,适宜采用开放式提问。这种提问不限制思路,可以让患者畅所欲言,更完整地表达自己的感受、想法或意见,使护士更全面地掌握信息。如"您这么说是想表达什么意思呢?""您今天觉得怎么样?""您为什么不下床走走?""您现在感觉如何?""您今天觉得哪里不舒服?"

(四)倾听的内容

患者的陈述,除了应关注语言本身之外,还应关注一些非语言性的信息,如言外之意、语调、表情、姿势等。善于倾听的护士能在听到的内容中提取有用的信息,最大限度地利用资料,实现有效倾听。

1.语言 语言是沟通中最显露、最直接的成分,也是倾听的主要内容之一。面对浩瀚的语言信息,倾听的关键任务是抓住重点内容。一般来说,重点的内容会被患者多次重复,以示强调,如一位患者在交谈中多次提及手术方式,护士就应意识到他是想讨论这方面的问题。

2.言外之意 患者有时会把真正的意图先隐藏起来,原因可能包括出于礼貌、避免尴尬,或者想先试探一下而采用比较婉转的方法来表达。护士要学会听出患者的言外之意,特别是面对性格比较内向或者社会经验比较丰富的患者,交谈过程中应领悟其话中蕴含的深意。如患者对护士说"你好,请问你现在忙不忙?"其实真正意思并不是要了解护士的工作情况,而可能是想表达"我有事找你,你现在方便吗?"的意思。

3.语调 同样一句话,用不同的语调表达,可能会收到截然不同的效果。因此在倾听过程中,护士除了接收语言信息之外,还要留意患者语调所表达的含义。患者的语调往往与情绪密切相关,情绪低落的患者语调低沉、缓慢,情绪高涨的患者语速快、音调高。护患沟通过程中,护士要善于从语调中判断患者的情绪。如同样的一句话"这是什么意思",如果患者用轻柔、缓慢的语调说出来,代表疑惑、焦虑的心情;如果用急躁、高声的语调表达,就带有不满、挑衅的意思了。

4.表情 面部表情虽然不是直接的,却是倾听过程中需要关注的关键要素。护士在倾听时,一定要结合患者的表情,才能准确判断患者所表达的信息。如眉头紧蹙代表着不满、不解或者高度关注;皱鼻子代表厌恶或者遇到麻烦;嘴角上翘的抿嘴代表赞同或者下定决心;嘴角向下代表不赞同或者犹豫不决;眉毛上扬、睁大双眼、张大嘴巴代表惊讶。

5.姿势 身体姿势也是一种常用的非言语表达方式,它主要通过身体的姿势和动作来反映人的内心活动。患者在说话过程中总会无意识地呈现出各种身体状态,或做出各种动作,这些往往是自身并未留意到的,不带掩饰性。因此,身体姿势所表达的信息可能比语言本身更真实、更准确。如双臂在胸前交叉是一种防御性很强的姿势,代表不愿意与护士太过接近或不想继续进行沟通;身体向前倾,代表患者希望护士能留意他所谈的内容;突然从松垮的姿势坐直,代表已下定决心或重视这件事情。

二、劝说

劝说是指在沟通中带有一定目的,试图改变对方想法或行为的一种表达方式。劝说是一门艺术,并不是所有正确的意见都能被接受。如何能让患者愉快地接受护士的意见并主动做出行为改变,关键还在于护士的劝说技巧。善于劝说的护士是一个积极的沟通者,通常能愉快地与患者交流,并使患者在自己的影响下做出改变。护士的工作经常需要对患者进行劝说,如劝患者服药、接受治疗、遵守医院规章制度等,只有正确掌握劝说的艺术,才能成功说服患者配合护理工作。

(一)劝说前的准备

1.了解患者 每个患者因其个性、知识层次、文化程度不同,在接受他人意见时的态度也不同。同样的劝说对于不同的患者,效果往往大相径庭。所以在劝说之前应先了解患者的个人特点,选择不同的劝说方法。最常用的方法是观察,通过观察患者的言谈举止、行为表现、情绪反应来分析判断其个性特点,护士可进一步有意识地与患者交谈。另外,还可通过他人(家属、其他医护人员、朋友、病友等)的描述来对患者做进一步了解。

2.良好关系 要让患者信服并接受意见,前提是双方必须有一定的沟通基础。护士想取得患者的配合,必须主动与之建立良好的护患关系,以亲切诚恳的态度和娴熟的专业技术来获取患者的信任。在临床工作中还可见到部分患者因疾病痛苦出现心理异常,对护士产生抗拒和抵触。护士一定要了解患者心理,及时化解矛盾,避免发生冲突。

3.适当环境 涉及患者隐私的对话或者劝说内容比较重要时,最好在安静、不受干扰的环境中进行,比如单独病房或检查室。如果劝说的内容是众所周知的事实,则可以在公开场合进行,还可利用舆论的力量帮助劝说。另外,舒适的、令人放松的环境会让患者心情愉悦,比较容易劝说成功;嘈杂的、局促的环境会令患者感觉不安、情绪紧张,劝说的效果往往较差。

4.合适时机 一般来说,当患者的情绪稳定、精神状态良好时,是护士进行劝说的好时机。此刻患者的头脑清醒、思维活动正常,容易听进护士的分析并进行自我调整;如果患者情绪激动、精神状态差或者意识不清楚,则很难听进护士的劝解并进行有效思考,更不可能做出调整和改变。

5.调整期望值 劝说是一门考验耐心的学问,护士应做好心理准备,调整对患者的期望值,应认识到不是所有劝说都能一次成功。有时由于劝说方法不当或者患者自身心理因素等原因,劝说可能会变得很困难,需要从多角度、采用多种形式反复尝试。

(二)劝说的导入

不是所有的患者都适合开门见山的谈话方式,也不是所有的话题都可以采用单刀直入的劝说方法。劝说的开头,往往需要有适当的导入。

1.共同话题 如果护患双方有共同的特点或者具有类似经验,可以拉近彼此心理距离,从而提高劝说的成功率。护士要善于寻找彼此的共同语言或者相似点,如果以"我以前遇到过和您一样的患者""我有个熟人也有类似情况"等话语作为切入点,能让患者产生共鸣而更容易接受劝说的信息。

2.适当铺垫 适当的铺垫可以让患者对谈话的内容有足够的心理准备。通常可用患者熟知的事例或者众所周知的事实引出话题。铺垫不宜过长,要有针对性、有的放矢,而非夸夸其谈、不着边际。

(三)劝说的技巧

1.态度真诚 真诚意味着发自内心地为患者着想,设身处地为患者考虑,摒弃对患者的个人偏见,不含私心杂念,不带虚情假意。真诚地劝说,能让患者如沐春风,愿意主动接受劝说而且心服口服。在护患沟通中,真诚的劝说及亲切和蔼的态度,能化解护理工作中产生的矛盾和冲突、消除误会,使护士在患者心目中树立可亲可信且权威的形象,增强患者对护士的信任感。如想劝患者不要吸烟,不管护士本身多么不赞同吸烟的行为,也不能带着厌恶的态度,而应和颜悦色地进行规劝。

2.以理服人 任何劝说只有符合客观规律才能让患者信服。护士一定要把其中蕴含的道理讲透,做到晓之以理、以理服人。如在劝说患者接受治疗时,要详细介绍治疗的目的、方法、程序、注意事项等,讲清楚治疗的科学依据及不接受治疗可能引发的后果,以科学的道理引导患者做出正确的判断。同时还要运用准确的论据来印证观点,做到有理有据。在劝说患者的时候,可以引用临床上的科学数据来说明道理,或者借用其他患者的事例来增加说服力。

3.转换立场 护士要学会站在患者的立场去思考,从患者的角度去看问题,以患者的需要作为劝说的出发点,让患者感到自己是被理解、受尊重的。在护患沟通过程中,经常会出现患者因为缺乏医学知识,不理解检查和治疗的意义,而对护士有所抱怨。这时护士更应从患者的立场出发,了解他担心及关心的焦点,从而调整劝说的策略以符合患者需要。

4.预留余地 劝说时,即使道理充分,护士也应避免咄咄逼人、强求患者马上接受,而应给患者预留足够的思考余地,使其能权衡利弊。还要注意不要给患者太大压力,切忌以教训的口气催促患者改变,更不可指责患者的无知或错误,而应用建议的口吻引导患者认识问题、发现问题,让他在思考后自愿做出调整。

劝说是护理工作的一个重要辅助手段,想要成功地说服患者,必须事前做好准备,充分了解患者并分析其心理需要,找准劝说的切入点,以亲切关怀的态度、严谨专业的道理去说服对方。成功的劝说可使患者更加信服护士,更好地配合护理工作,提高护理服务质量。

任务二 赞美与批评

 案例引导

患者张先生,40岁,因2天前车祸导致肱骨骨折来院就诊。儿子期末考试考第一名打电话来报喜,张先生高兴地在病房内大声向周围病友告知。护士对张先生说:"吵死了,病房又不是您一个人的,您影响到其他人休息啦!"

问题:

1.该护士采取这样的沟通方式合适吗?为什么?

2.如果你是这名护士,会如何处理?

在护患沟通过程中,护士对患者的态度可以分肯定与否定两种。虽然两者在做法上背道而驰,但都是为了同一个目标,即促使患者更好地配合治疗,所以两者常常相辅相成、相互影响、相互促进。真诚而适度的赞美,可以对好的行为起到激励和强化的作用;中肯而客观的批评,能引导患者认识错误和改正错误。在临床护理工作中,护理管理者常会对护士的工作给予赞美或批评,护士也可能对患者的某些行为做出评价。艺术性地使用赞美和批评,能协调护理工作中的各种人际关系,促进和谐。

一、赞美

赞美是指对他人的行为或品质的高度认同与肯定,并以称赞、表扬的形式表达出来。美国著名的心理学家威廉·詹姆斯曾经说过:"人类本质中最殷切的需求是渴望被肯定。"患者受到赞美,其自我价值得到肯定,自尊的需要得到满足,自信心也得以增强。赞美可以促使患者认识自己的长处并保持积极心态,是鼓励患者进步的有效途径。

(一)赞美的内容

1.真实 赞美要真诚、不虚假、恰如其分,赞美的内容必须是患者确实具备的品质或特点,否则会让人感觉言不由衷,甚至怀疑护士赞美的动机。如称赞一位精神不振的患者"您今天的气色不错!"就会让患者感到莫名其妙。不如说"今天的脸色没有昨天那么苍白,是不是感觉好一点了呢?"赞美患者要有"度",适可而止,不可过于夸张,否则就显得太过虚伪。如总是赞美患者"你最棒""你真了不起"之类的话,会产生虚假不实的感觉,让患者感到不自在或者尴尬。

2.具体 赞美的内容必须具体,护士要具体点出患者值得称赞的事情,而不是使用空洞虚幻的辞藻。如表扬一位儿童患者,与其说"你真棒!"还不如说"你刚才打针时只哭了一下,有进步,真是越来越勇敢了"。因为过分空洞的表扬会让患儿感到迷惑:究竟是因为什么表扬我,我到底是哪方面做得好。

3.关注 赞美患者时,一定要选择他关注、在意的事情,否则达不到鼓励的效果。如夸中年女性患者发型好看,还不如夸她康复锻炼做得好;夸一位老年男性患者身体硬朗,比夸一位年轻患者体质好更能鼓舞人心。只有谈及患者关注的事情,才能引起共鸣,使赞美发挥最大效果。

(二)赞美的时机

赞美患者一定要及时。在患者做出积极行为时应及时表扬,这样患者可能会越做越好;如果等到事情完成后或者拖了一段时间后才总结表扬,鼓舞的效果就会大打折扣。如看到一位一直不愿下床活动的患者开始愿意下床活动时,就要及时表扬"您做得好,下床活动对机体的恢复很有帮助"。听到这样的肯定,往往会促使患者做出进一步的行动。在患者表现出得意的时候应及时赞美,如一位术后患者向你展示手臂力量的恢复情况时,要适时鼓励他"不错,您最近一天比一天更有力量了"如果这时护士默不作声,患者可能会认为护士根本不关心自己而觉得扫兴。当护士一发现患者有值得表扬的地方就及时给予赞美,患者就会感受到护士的真实和用心。

(三)赞美的技巧

1.善于发现 赞美患者必须要善于发现患者的"赞美点"。每位患者都有值得赞美的东西,关键在于护士是否积极去寻找和发现。如果护士善于发现患者的"赞美点",甚至会把一些本来似乎该批评的事变成值得表扬的事,将会收到意想不到的效果。如在临床工作中,观察到患者的气色、活动、食欲、指标(血压、体温、脉率、尿量等)等均在往好的方向发展时,应及时进行赞美,使患者感到温暖和振奋,从而有利于健康的恢复。

2.善用表情 赞美的语言必须配合愉快的声音和表情才有效。若护士展现出过于严肃或者冷漠的表情,患者便无法感受到其赞美中透露的真诚。怎样才是赞许的表情呢?护患双方保持目光接触,眼神温柔,伴随微微点头和鼓励性笑容。这些非语言信号有助于患者感受到护士的真诚。

3.间接表达 通过第三方(如家属或同事)传递的护士赞美,相较于护士直接称赞,患者接受度可能更高。第三方转介行为能增强赞美内容的可信度,并间接证实护士的诚意。

二、批评

护士在与患者沟通、表达态度时,批评和赞美是相对立的两种方式。批评代表对患者的某些行为或品质持否定态度,目的是帮助患者认识问题,并做出改正,从而实现自我提升。批评是一把双刃剑,它既能促使患者认识错误,争取进步,也可能对患者造成伤害,甚至引发矛盾。因此,如何批评、何时批评都是一门学问,护士只有把握好批评的尺度,才能使批评达到预期的效果。

(一)批评的形式

1.当面批评 最常见的批评形式就是口头批评,护士通过语言直接将自己的观点表达出来,指出患者的错误,并提出建议及意见。这种做法的优点是直截了当,信息传递准确、迅速。但是这种面对面的批评方式可能会让患者感到难堪,尤其是性格内向或者心理承受能力较差的患者,往往难以接受。

2.间接批评 有时护士不一定要直接把批评的内容说出来,可以通过其他形式,如沉默不语、严肃的表情、移开目光、不予理睬等来表达否定的态度。这样做的好处是既表达了批评的态度,又不会伤害他人的自尊心。如护士发现患者家属在病房打电话,便停止宣教,以沉默来提醒患者家属,使之意识到行为不恰当,选择到病房外打电话。

3.利用媒介 护士可以将意见、想法等写成留言条,或者通过短信、网络等平台与患者交流。少了面对面交谈的尴尬,有时候护患沟通会更加顺畅、更加深入,特别是内向、容易害羞的患者,也会更容易接受护士的批评。

(二)批评的内容

1.真实 护士一定要在了解清楚情况的基础上对患者进行批评,批评的内容要真实,这样才有说服力。如果护士单凭主观臆断批评患者,既达不到促使患者改进的效果,又伤害了彼此的感情,因此批评一定要真实,要有足够的根据。为了更深入了解真相,除客观调查之外,还应该多听听患者的想法和意见,让患者有表达的机会,多方面了解情况,并学会客观地思考和分析。另外对同样的错误,护士说一次就够了,不要重复。短时间内重复批评不仅不能增加批评的效果,还可能产生反作用,使患者感到厌烦而产生抗拒的心理。还要注意不要在批评中重提患者以前犯的错误,这样容易让患者抓不住重点,也削弱对主要问题的批评效果,还让患者产生"翻旧账"的感觉。

2.具体 和赞美患者一样,对患者的批评要具体化,不可简单、笼统地批评。如对一位在病房煮东西的患者,不要简单地说"您这样做不对",而应该说"请不要在病房里煮东西,这样存在安全隐患"。只有让患者明确知道自己的错误,批评的效果才明显。

3.适度 护士批评要把握好度,不宜过于激烈,点到为止,尤其是对于初次犯错的患者,要让对方有思考的空间和自我反省的时间。不宜随意把批评的内容提升到某一高度,如人品等。不要因为患者某次在病房大声嚷嚷就把问题提升到个人素质上去,也不要随便给患者"贴标签",如果因为初犯小事而断定患者"没教养",容易对患者造成伤害,也影响彼此的人际关系。

(三)批评的技巧

1.态度温和 批评的语言本身就是一把利器,可能会伤害到患者,所以一定要小心使用,要从态度、表情、语气等方面让患者感受到护士的批评是为他着想、希望他进步的。批评时切忌态度粗暴、恶语伤人,否则不但不能达到批评的目的,还会激化彼此的矛盾,使问题复杂化。

2.私下批评 要选择适合的批评场合。如果有第三者在场,任何形式的批评都会使患者尴尬,所以应该尽量选择私下的场合,避免当众批评。另外,单独、安静的环境也有利于患者冷静的思考,正确地认识问题。

3.及时批评 批评一定要及时,才能让患者在第一时间认识到错误,把不良的苗头扼杀在萌芽状态。如果患者没有得到及时的批评和警告,就可能不会重视自己的错误,而没能及时做出改正。在批评完之后,护士应及时与患者沟通,交换意见,了解患者的想法,并适当肯定其在其他方面的表现,做到刚柔并济。这种批评后的理性沟通有助于消除因批评带来的紧张关系,消除隔阂,使批评的效果更加理想。

任务三 拒绝与表达

 案例引导

患者王先生,60岁,因1小时前腹痛来院就诊。王先生对护士说:"护士,快给我打个止痛针吧,我痛得受不了啦!"护士拒绝道:"打什么打,啥检查都没做,万一死人怎么办!"

问题:

1.该护士采取这样的沟通方式合适吗?为什么?

2.如果你是这名护士,会如何处理?

一、拒绝

拒绝就是在遇到不合理的要求或者患者安全等核心利益受到侵犯时表示不接受。虽然拒绝难免令人遗憾,但它却是护患交往中难以回避的环节。如果护士能够使用合理又得体的方法来表达拒绝,那么可以减轻对患者的伤害,避免产生负面效果。

(一)拒绝的原则

1.是非分明 护士内心要有把标尺,做到明辨是非、坚持原则,凡是违反法律法规、不符合道德伦理规范、违背自己的为人处世原则、有损人格尊严的事情都应拒绝。护士平时要多观察、勤思考,提高自身判断力,避免该拒绝时不拒绝,到头来却无法履行承诺,或者把不该拒绝的拒绝了,结果不仅耽误正事,还伤害感情。例如,对有悖医疗道德的要求,要坚决拒绝。

2.以诚相待 护士要以真诚的态度对待每一位患者,就算要拒绝,也必须态度诚恳。拒绝时宜开诚布公地说出真实情况,诚恳地说明拒绝的理由,并辅以抱歉的态度及语句,如"实在对不起""请您原谅"等表示自己的遗憾,以寻求患者的理解,最大限度地减轻患者因为被拒绝而受到的打击,减缓其敌对情绪。

3.心态正确 合理的拒绝大多能被患者理解,坦诚的表达有助于减少压力,使护士在人际交往中处于主动地位。所以护士要保持良好的心态,坚持自己应有的原则,不受他人态度左右,正确行使拒绝的权利。

(二)拒绝的技巧

1.说明理由 护士在拒绝患者时,不要只是简单地说"不行""不可以",否则患者可能以为你不想帮忙或者对他有意见。而应该把拒绝的理由,甚至是难处、苦衷告诉患者,如在拒绝患者提出的不符合院规的请求时,可以说"不行,这样做是违反了医院规定,我会因此受到处理"。如果陈述的理由合情合理,那么患者即使遭到拒绝而不愉快,也会表示理解。

2.语气婉转 婉言拒绝是指护士在拒绝患者时,用温和的语言来表达拒绝之意。委婉拒绝不容易伤害他人的自尊心。婉转拒绝可以通过行动暗示,如用看手表的动作来暗示你时间有点来不及,没办法继续聊下去;或者强调拒绝是因客观原因而非主观意愿,如在拒绝邀请时可以这么说"谢谢您的邀请,但我最近正忙着准备义诊活动,实在没有时间"。婉转地表达既能让患者明白,又不会使对方感到受伤害。

在护理工作中,护士还应该根据实际情况,向患者提出一些有效建议,或用另一种替代的方法去帮助他,如在拒绝他人要求帮忙的请求后,说"这个问题我不清楚,不过我可以帮你问问医生"或"虽然这事我帮不了你,但以后你有其他什么困难还可以来找我,我会尽力的"。

3.适当幽默 幽默本身是一种轻松有趣的表达方式,且颇具感染力。护士的拒绝可能会给患者带来负面情绪,但是如果能够在拒绝时幽默一点,用轻松诙谐的话语或者生动有趣的比喻,可以避免正面刺激患者,使对方放松心情,化解敌对情绪,更容易理解护士的立场。

4. 因人而异 在拒绝方法上,护士要做到因人而异,对不同个性的患者要用不同方式对待,如面对性格开朗、心胸开阔的患者宜尽早地表示拒绝及说明拒绝的理由,好让他及早另作安排;面对心理承受能力弱或对拒绝毫无思想准备的患者时,宜使用暗示的办法,让他有一定的心理准备,再采用委婉的方式告知。

知识拓展

周总理智对记者

一位美国记者在采访周总理的过程中,无意中发现总理桌子上有一支美国产的派克钢笔。那记者便以带有几分讥讽的口吻问道:"请问总理阁下,你们堂堂中国人,为什么还要用我们美国产的钢笔呢?"周总理听后,风趣地说:"谈起这支钢笔,真是说来话长,这是一位朝鲜朋友的抗美战利品,作为礼物赠送给我的。无功不受禄,我就拒绝了。朝鲜朋友说,留下做个纪念吧。我觉得有意义,就留下了这支贵国的钢笔。"美国记者一听,顿时哑口无言。

二、表达

表达就是通过文字、语言或者表情、动作等形式传递信息,展示自己的思想和感情。表达可分为书面表达、口头表达,也可分为语言表达、非语言表达等。在护理工作中,护士经常需要和各式各样的患者打交道,如何做到正确并有技巧地表达是护士的必修课。

同样的内容经由不同的方式表达出来,会有截然不同的效果。如护士发现病房空调温度调得很低,便生气地说:"是谁开这么低的温度? 想冷死啊,调高点!"说这话的目的虽然是为患者着想,但听起来觉得刺耳,让人很难接受,患者会认为这位护士很凶。但如果护士能够用关切的语气对患者说:"开这么低的温度,容易着凉感冒,要是感冒的话会加重病情的,我帮你们把温度调高点。"这样的话患者就很容易接受,并会觉得这位护士可亲可信。不同的表达会产生截然不同的效果,因此护士在表达自己思想或进行健康宣教的时候,一定要注意表达的方法和技巧。

护考提示 表达的基本要求

(一)表达的基本要求

1. 态度亲切,热情诚恳 在护理工作过程中,护士不管表达什么,都要保持亲切自然的态度,使患者获得安全感,有效地缓解患者紧张、焦虑的情绪,提高护理质量。只有亲切的态度,表达出来的内容才能给人以真诚可信的感觉,让患者感到可亲可近、值得信赖,更容易被接受。

2. 声音柔和,吐字清晰 语言表达主要是通过声音传递,如果声音是悦耳的、令人舒适的,那么表达的效果将大大提升。护士应该尽量调节自己的声音,使之婉转柔和,不宜过尖、过细、过粗、过低;护士面对的工作对象往往是陌生的患者,他们不可能熟悉你的口音,所以在说话时应准确发音,力求说话不带乡音、不讲方言、不带口头禅,让患者容易明白和理解;语速要合适,不宜过快,尤其对儿童患者和老年患者,需要格外放慢语速,必要时多次重复,使其理解并接受。

3. 主题突出,条理清晰 语言表达讲究主题突出、条理清晰。主题突出,即护士表达的中心意思要明显,尽量言简意赅,减少无意义的重复,避免啰唆,才利于理解;条理清晰,即护士表达要有严密的逻辑关系,养成严谨的思维习惯和良好的表述能力。

4. 科学合理,通俗易懂 表达要讲究科学性,做到合理准确。护士应做到表达科学、严谨和客观。由于大多数患者缺乏相关的医学知识,所以表达时要尽量做到深入浅出、通俗易懂,避免晦涩难懂的专业术语,遇到无法替代的专业词汇时要及时讲解、耐心解释。必要时理论联系实际,用实际例子或简单明了的比喻来辅助说明情况,使表达的内容更加形象和生动,往往有事半功倍的效果。

(二)表达的技巧

1. 区分不同对象 面对不同的患者,护士应根据患者的性别、年龄、身份、文化程度等选择不同的表达方法,如对患儿的语言要活泼、轻快;对中年患者的语言要稳重,对老年患者则需大声、慢速,并且使用敬语以示尊重;对男性患者的谈话可以比较简单、直接,对女性患者则讲究委婉、细腻;对自信或者固执的患者要多加解释,以劝导为主,而面对缺乏自信、个性依赖的患者应多给予直接指导。

2. 重视互动反馈　表达的过程要及时了解患者能否理解、是否接受,才能使表达有效。护患沟通中,为了准确了解患者的想法,护士应主动倾听对方的倾诉,给患者留出发表意见的时间,关注患者的反应,避免单方面信息输出,如护士在交代完注意事项之后,可以问患者"您听懂了吗""您明白吗"甚至可以要求他"请您再重复一次"以确保信息的有效传递。

3. 利用非语言手段　非言语手段也是重要的信息表达途径。护士要善于利用这些手段来传递信息,以增强语言表达的效果。

(1)表情:护士表达时应自然,面带微笑,表现得落落大方,让患者感到亲切和温暖。在传递信息时眼神要专注,这既是一种对患者的尊重,也体现了护士个人的基本素质。在工作中尤其是危急时刻,如抢救危重患者时,护士应做到眼神冷静、表情不慌乱,能带给患者信心和安全感,有助于稳定患者的情绪。

(2)仪表:护士应做到仪表整洁,端庄大方。得体的仪表代表护士良好的职业素养,让患者觉得可亲可信。

(3)举止:护士的举止要自然大方,不宜矫揉造作,也不可大大咧咧。动作要轻盈,操作要娴熟,体现出护士一丝不苟的敬业态度和精湛的业务素质。

(4)触摸:护士可以通过适当的触摸来表达对患者的关心、理解、体贴和安慰,效果有时甚至会超过语言的表达。如产妇分娩时,护士在一旁握住她的手、帮她擦汗,能提供安抚,缓解其紧张感;患者因疼痛而烦躁不安时,护士轻拍患者的手背可以表示理解,有助于降低他的焦虑;轻轻抚摸患儿,可以使其产生安全感。

思政课堂

他的表达精彩、传神

他熟读中国经典,深谙语言要义

对中国文学和诗歌了解颇深

他是行家里手,表达精彩、传神

穆赫辛·法尔贾尼

埃及艾因夏姆斯大学中文系教授

法尔贾尼表示,习近平主席在演讲中引用古典名句表达精彩、传神。他在翻译习近平主席的演讲时,也常为这种优美而又富有哲理的表达所吸引。

→ 项目小结

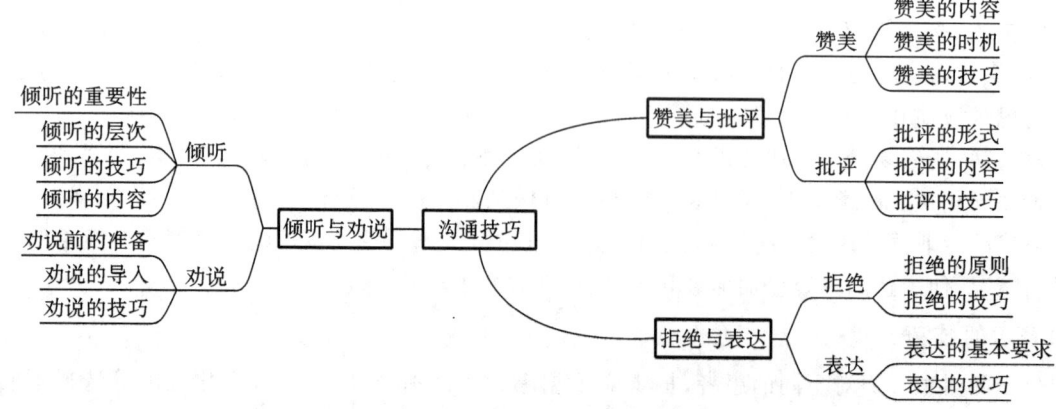

直通护考

在线答题

（林琳）

人际沟通在护理工作中的运用

学习目标

【知识目标】

掌握护患关系的性质和特点、基本模式、发展过程和沟通策略,掌握治疗性沟通的概念和特点,掌握护理健康教育的概念;熟悉护患关系、医护关系的主要影响因素和护士在促进医护关系中的作用,熟悉护际沟通的策略;了解护士在促进护士与患者家属关系中的作用。

【能力目标】

能熟练运用沟通策略,与患者、患者家属和其他医护人员进行有效沟通。能运用护理人际沟通的基本方法独立完成治疗性沟通。

【思政目标】

培养尊重患者、关爱患者的意识,在护理工作中做到谨言慎行,加强团队合作意识。

项目导言

医院是一个特殊的工作环境,护士在工作过程中会涉及多方面的人际关系。护理工作中的人际沟通指护士在从事护理工作过程中与患者、患者家属和其他医护人员等不同人群之间的沟通。护士良好的人际沟通有助于提高护理质量,创造良好的工作环境,增强医护团队的凝聚力,从而更好地发挥医院的功能。妥善处理好护士与不同人群之间的关系,是开展护理工作的基础。

任务一　护士与患者的人际沟通

案例引导

患者,男,28岁,因右下腹疼痛2小时入院就诊。入院后诊断为急性阑尾炎,行阑尾切除术。术后第二天,责任护士小张去给患者输液。

问题:

1.此时的护患关系属于哪种模式?

2.此时的护患关系处于什么阶段?护士与患者沟通需要注意哪些方面?

护士与患者的关系,不同于一般的社交性人际关系。在医疗护理工作中,护士的服务对象是身处疾病状态的患者。他们在生理、心理需求等方面都与健康人群存在很多差异。

一、护患关系的含义与特点

(一)护患关系的含义

护患关系是指在医疗护理实践活动中,护士和患者之间在提供和接受护理服务过程中所形成的特殊人际关系。"护"指护士,"患"包括患者、患者家属及其他法定监护人。在护士众多人际关系中,护患关系是基础,良好的护患关系是护士建立良好人际关系的核心。

(二)护患关系的特点

护患关系可分为技术性关系和非技术性关系,其各自的特点有所不同。

1. 技术性关系

技术性关系是指护患双方在进行一系列护理技术活动中建立起来的,以护士拥有相关的护理知识和护理技能为前提的一种帮助、服务关系。护士是拥有专业知识和技能的人,在护患关系中处于相对主动的地位;患者则是需要专业护理服务的一方,处于相对被动的地位。技术性关系是护患关系的基础,是维系护患关系的纽带。

(1)护患关系是帮助系统与被帮助系统的关系:在医疗护理服务过程中,护士与患者通过提供帮助和寻求帮助形成特殊的人际关系。帮助系统即医护系统,包括医生、护士及其他医务人员;被帮助系统即患者系统,包括患者、患者家属及其他法定监护人等。护士对患者的帮助一般是发生在患者无法满足其基本需求时。帮助系统的作用是为患者提供服务,帮助其分析、确认、满足自身的健康需求;而被帮助系统则是寻求帮助,希望满足需求。这种帮助性关系是双向的、互动的,两个系统中任何一个个体的态度、情绪、责任心都会影响医疗护理工作的质量和护患关系。

(2)护患关系是一种专业性的互动关系:护患关系是在护士帮助患者满足其无法满足的基本需要时产生的。护患双方以疾病康复为目标,护士了解患者目前的健康问题,与患者共同制订护理计划并采取有效的护理措施,以满足患者的基本需要。在这些活动中,护士需要运用护理专业知识和技能来帮助患者解决健康问题。所以护患关系不是护患之间简单的相遇关系,而是护患之间相互影响、相互作用的专业性互动关系。护患关系的所有活动都围绕专业性活动展开。

(3)护患关系是一种治疗性的工作关系:护患关系中,护士与患者之间的交往是一种职业行为。治疗性关系正是这种职业行为的表现,是一种有目标、需要认真促成和谨慎执行的关系,具有一定强制性。护士在面对患者时,无论其身份、地位的高低或职业,作为一名帮助者,都有责任与患者建立良好的治疗性关系。护士应有清醒的认识,以慎重的态度对待患者的权益,认清治疗性关系中患者所处的被动地位,平等、耐心地对待每一位患者,以维持良好的护患关系。

(4)护士是护患关系后果的主要责任者:护患关系建立的前提是患者到医院接受治疗,患者处于被帮助的地位。作为护理服务的提供者,护士在护患关系中处于主导地位,其言行在很大程度上决定着护患关系的发展趋势。因此,一般情况下,护士是促进护患关系向积极方向发展的主要推动者,也是护患关系发生障碍时的主要责任承担者。在多数情况下,如果护患之间出现矛盾、冲突,护士应承担主要责任。

(5)护患关系是满足患者需要的关系:护士是掌握一定专业性知识和技能的专业人员,是健康服务的直接参与者。患者因病住院,护士作为帮助者,应履行职责,通过提供专业的护理服务满足患者的需要。当患者没有继续寻求帮助的需求时,护患关系即宣告结束。

2. 非技术性关系

非技术性关系是指护患双方由于社会、心理、经济等多种因素的影响,在实施护理技术的过程中所形成的道德、价值、法律、文化及利益等多方面的关系。这些关系相互影响、相互作用,直接影响护患之间的信任和协作,影响护理质量的提高。

(1)道德关系:这是非技术性关系中最重要的内容。由于护患双方所处的环境、地位、利益、文化教育和道德修养不同,容易在一些问题的理解上产生矛盾。为了协调矛盾,护患双方都应遵守一定的道德原则和规范来约束自己的行为,尊重彼此的人格、尊严、权力和利益。护士要爱护和尊重患者,以患者的利益为重,表现出高尚的道德情操;患者也应遵守就医道德,履行自身义务,尊重护士的人格、权利和劳动价值。

（2）价值关系：价值关系即护患双方在护理过程中的相互作用及相互影响体现了人的社会价值。护士在为患者解除痛苦、恢复健康的护理活动中，体现出自身的社会价值。患者在恢复健康后重返工作岗位为社会做出贡献，同样体现了患者的社会价值。可见，护患双方价值的实现都离不开对方，这是一种双向的价值关系，护患双方都应为此做出努力。

（3）法律关系：法律关系是指患者就医和护士从事护理活动都会受到法律的保护和约束。护患双方都只能在法律范围内行使各自的权利和义务，以法律作为自己的行为准则。护患双方都应学法、知法、守法，学会用法律的武器来保护自己的正当权益。

（4）文化关系：文化关系是构建和谐护患关系的关键内容。护患双方的文化修养、宗教信仰、风俗习惯等不尽相同，这种差异要求彼此之间相互尊重、相互包容。护士应根据患者不同的文化背景，评估患者的沟通能力，采用恰当方式进行有效沟通。

（5）利益关系：利益关系是指护患双方在护理实践中发生的物质和精神方面的利益关系。在我国，护患双方的利益关系是一种平等、互助、双向的关系。护士的利益表现在通过自己的技术为患者提供服务而得到工资、奖金等经济报酬，并因自己的劳动使患者恢复健康而获得精神上的满足和愉悦。患者的利益表现在支付了一定费用之后，享受到了医学治疗和护理服务，缓解或解除病痛，恢复身心健康。

在护理活动中，技术性关系和非技术性关系相互依赖、相互影响、相互作用。技术性关系的建立是非技术性关系建立的基础，而非技术性关系的建立又有利于技术性关系的巩固。

护考提示 护患关系的基本模式

二、护患关系的基本模式

（一）主动-被动型模式

这是一种传统的护患关系模式。这种模式以生物医学模式及以疾病护理为中心的模式为指导思想。该模式类似"父母与婴儿"的关系。其特点是护士对患者单向作用，由护士决定为患者做什么。护士在此模式中占主导地位，患者处于完全被动接受护理的从属地位。该模式最大缺陷是忽略了患者的主观能动性。

该模式适用于难以表达自己主观意愿的患者，如危重、休克、意识障碍、全身麻醉、严重精神障碍、严重智力低下患者及婴幼儿等。这类患者无法正常表达自己的愿望，个人积极性无法调动，需要护士发挥积极能动作用，使患者在这种单向的护患关系中更好地恢复健康。

（二）指导-合作型模式

这种模式以生物-心理-社会医学模式及以患者为中心的护理模式为指导思想。该模式类似"父母与少年"的关系。其特点是护士告诉患者做什么或怎么做。该模式下患者能与护士互动，但护士仍占主导地位，患者只能有条件、有限度地表达自己的看法。

该模式适用于神志清醒的急危重症患者和外科手术后恢复期患者。虽然这类患者对治疗及护理了解少，但能在护士的指导下发挥自己的主观能动性，有利于提高护理质量，减少或避免一些医疗差错的发生。这种模式的护患关系亦需要护士具有良好的护患沟通技巧和高度的责任心。

（三）共同-参与型模式

这是一种新型、双向、平等的护患关系模式。这种模式以生物-心理-社会医学模式及以健康为中心的护理模式为指导思想。该模式类似"成人与成人"的关系。其特点是护士积极帮助患者自我恢复。该模式下护士与患者之间双向作用，护士尊重患者的权利，护患双方共同参与护理措施的决策与实施。患者不是被动接受护理，而是积极主动参与。双方共同分担风险，共享护理成果。

该模式适用于受过良好教育的慢性患者，尤其适用于有一定医学知识的患者。这类患者意识清醒，比较了解自身的健康状况，把自己看作是战胜疾病的主体，有强烈的参与意识。护患双方相互理解，沟通融洽。

在护理实践活动中，以上三种护患关系模式并不是独立的。护士要根据具体情况，选择合适的护患关系模式，满足患者需要，确保服务质量。

三、护患关系的发展过程与影响因素

（一）护患关系的发展过程

在护理活动中，护患关系的发展是一个动态的过程，一般分为初始期、工作期和结束期三个阶段。三个阶段相互重叠，各有重点。

1.初始期 初始期指护士与患者从第一次见面开始到护患正式合作这段时间。这是护士与患者的初识阶段，也是护患之间开始建立信任关系的时期。本阶段护士要收集患者的生理、心理、社会、精神、文化等方面的资料，确定患者的需求，与患者建立信任关系；患者也会通过观察护士的言行来判断护士的业务水平、性格、责任心等，并确定对护士的依赖程度。因此，护士在与患者交往过程中应注意仪表、态度和言行，在工作中体现出爱心、细心、耐心和责任心等，给患者留下良好的第一印象。

2.工作期 工作期指护患在彼此信任的基础上从开始合作直至患者康复这段时间。当患者入院，护士收集完相关健康资料，开始为患者制订护理计划时，工作期便已经开始。本阶段是患者接受治疗和护理的主要时期，也是护患之间加深信任的重要阶段。这个阶段的目标是护士运用护理专业技术解决患者所面临的健康问题，满足患者的需要。护士应以高尚的医德、精湛的技术和优质的服务，持续赢得患者的信任，取得患者的合作，逐渐形成良好的护患关系。

3.结束期 结束期指患者从康复（护理问题解决、护理目标达成）直至患者出院这段时间。经过治疗和护理，患者病情好转或基本康复，达到预期目标，可以出院休养，护患关系即转入结束期。这个阶段的目标是总结护理工作经验，保证护理工作的延续性。一般情况下，结束期是护患关系最融洽、最和谐的时期。护士应与患者共同评价护理目标的完成情况，并根据其身体状况拟定出院后康复计划，做好患者出院前的准备。

护患关系发展的三个阶段是人为划分的，在实际工作中，有时界限并不十分清晰。护士需要加强与患者沟通，及时评估病情变化，恰当调整各阶段护理目标，满足患者的需求，确立和谐的护患关系。

（二）护患关系的影响因素

良好的护患关系有利于提升护士工作的积极性和责任心，促进患者身心健康。但随着社会的进步和时代的发展，医学知识广泛普及，健康观念逐渐转变，人民法律意识逐渐增强，患者及社会对护理工作的期望与要求也越来越高。因此，护患关系容易受到诸多因素的影响，主要有以下五个方面。

1.信任危机 信任感是建立良好护患关系的前提和基础。如果护患之间存在信任危机，就会造成护患关系紧张。护士良好的服务态度、认真负责的工作精神、扎实的专业知识和娴熟的操作技术是赢得患者信任的重要保证。反之，护士态度冷漠，操作不熟练，应急能力欠缺，甚至出现护理差错，均会失去患者的信任，严重影响护患关系的建立和发展。

2.角色模糊 角色模糊是指个体（护士或患者）由于对自己充当的角色行为认识不清或缺乏真正理解的状态。在护患关系中，如果护患双方中任何一方对自己所承担的角色功能不明确，如护士不能积极主动地为患者提供帮助，或患者不积极参与康复护理、不服从护士的管理等，均可能导致护患沟通障碍、护患关系紧张。

3.责任不明 责任不明与角色模糊密切相关。护患双方往往由于对自己的角色功能认识不清，不了解自己应负的责任和应尽的义务，从而导致护患关系冲突。

4.权益影响 寻求安全、优质的健康服务是患者的正当权益。由于大多数患者疾病缠身，失去或部分失去自我护理的能力，又缺乏医护专业知识，所以患者在医患关系中处于弱势和被动地位。而护士则处于权威和主动地位。这种情形导致护士在处理护患双方权益争议时，容易倾向于自身利益和医院利益，而忽视患者利益。

5.理解差异 由于护患双方在年龄、职业、受教育程度、生活环境等方面的不同，在交流沟通过程中容易产生理解差异。如护士和患者交流时使用医学术语，或护士言语过于简单，患者不能完全理解；或患者说方言，护士听不懂，这些都可能造成护患之间的分歧，从而影响护患关系。

四、建立良好的护患关系对护士的要求

护理工作的意义在于为患者提供全面的护理服务，帮助患者恢复健康，提高患者生活质量。良好的护

患关系有助于患者战胜疾病,恢复身心健康。护士可从以下几方面促进护患关系的发展。

1.全面提升护士整体素质 护士应热爱护理事业,以高度的责任感和同情心对待患者,尊重患者;具备丰富的护理理论知识和精湛的操作技能,执行各项护理操作应及时、准确;具备敏锐的观察力,能及时评估病情变化,满足患者健康需求,这些都是赢得患者信任的基本要求。护士还应具备健康的体魄、规范的言行举止、良好的心理素质,谨言慎行,洁身自好,这样才能增进患者对自己的信任感,维持良好的护患关系。

2.明确护士的角色功能 护士应全面认识、准确定位自身的角色功能,认真履行自己的职责,使自己的言行符合患者对护士角色的期待。现代社会赋予护士多种角色,护士既要做好患者的生活照顾和心理安慰,又要评估患者健康问题,制订和执行护理计划,促进患者健康恢复。同时,护士还要做好病区的管理、协调等工作。

3.帮助患者认识角色特征 护士应根据患者的病情、年龄、文化程度、职业、个性等特点,分析影响患者角色适应的因素,了解患者对"新角色"的认识,努力帮助患者尽快适应患者角色,避免或缓解可能出现的角色不适。患者有责任和义务用自己的实际行动配合各种医疗和护理活动,发挥自身在预防疾病和增进健康中的主观能动作用,还应自觉遵守医院规章制度,尊重护士。

4.主动维护患者的合法权益 维护患者的权益是护士义不容辞的责任,护士应充分尊重患者的权利及尊严,平等地对待每一位患者。护士应为患者建立安全、温暖的环境,使患者感到被接纳与理解,在接受治疗及护理服务过程中保持良好的心理状态,并最大限度参与治疗、护理及恢复健康的活动。

5.减轻或消除护患之间的理解分歧 护士作为护患关系的主导者,在与患者沟通时,应注意沟通内容的准确性、针对性和通俗性;根据患者的特点,选择适宜的沟通方式和语言;同时,鼓励患者及时提问,以确保沟通的效果。

知识拓展

医家名言

闭户塞牖,系之病者,数问其情,以从其意,得神者昌,失神者亡。

——《黄帝内经·素问》

凡大医治病,必当安神定志,无欲无求,先发大慈恻隐之心,誓愿普救含灵之苦。

——孙思邈《大医精诚》

任务二 护士与患者家属的人际沟通

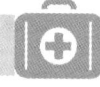

案例引导

患儿,男,3岁,因流感伴高烧入院。入院第二天患儿仍发烧,护士小王遵医嘱为患儿输液时,告诉患儿父亲可以用温水擦浴或退热贴降温。患儿父亲非常生气,认为住院一天体温仍未下降是医院用药不当造成的,甚至辱骂小王。小王感到非常委屈,对患儿父亲说:"您这个家长怎么当的?喊您给孩子物理降温一下,有这么难吗?"

问题:

1.案例中患儿家属为什么要骂小王?

2.你认为该护士的做法对吗?如果你是当班护士,会如何处理?

护士与患者家属之间的关系,也属于护患关系的重要组成部分。护理工作中对患者的照护要求,很多需要通过患者家属来配合完成,尤其是没有自理能力的患者,如婴幼儿、老年患者、重症昏迷患者、偏瘫患者、精神病患者等,更需要家属帮助。患者家属的支持对提高医患沟通效率、促进患者康复有着积极的作用。

一、患者家属的角色特征

疾病不仅使患者身心痛苦,还会使患者家属的心理、生活、工作等发生一系列变化,甚至可能导致患者家庭关系发生变化。为了照顾和帮助患者,患者家属的角色功能也要进行相应的调整。

1.患者原有家庭角色功能的替代者 患病前,患者在家庭中的角色功能是相对固定的。患病后,其所承担的角色功能便由其他家庭成员替代或分担。如果患者家属能尽快替代患者原有的角色功能,患者就能更快适应患者角色,减轻心理压力,安心接受治疗。

2.患者病痛的共同承受者 临床上,很多时候危重患者、癌症患者、先天性疾病患儿等的家属,往往在患者之前得知病情和预后。这些家属最先遭到精神上的打击,承受心理痛苦,同时还要压抑自己内心的真情实感,不能将这种压力状态在患者面前表露出来,甚至需强颜欢笑安慰患者。

3.患者的心理支持者 疾病突然降临,患者会出现焦虑不安、情绪低落、沮丧等消极情绪,需要他人给予安慰和疏导。患者家属就是帮助患者稳定情绪、排除心理干扰的最佳人选,其作用是护士无法完全替代的。

4.患者生活的照顾者 因为疾病的影响,患者生活自理能力受到一定程度的影响。尤其是危重患者、术后患者等更需要照顾。患者家属了解其生活习惯、饮食喜好、性格特征,是照顾患者的合适人选。

5.患者治疗护理过程的参与者 整体护理需要患者及其家属的积极配合,尤其是危重患者、婴幼儿、高龄患者、精神病患者等特殊人群。有些患者不能准确表述病情或自主参与治疗护理,其家属作为病情知情者,能够及时准确地为医护人员提供详细的诊断资料,有利于疾病诊断和治疗护理。护士应重视患者家属的协助,调动其积极性,尽可能让患者家属参与护理计划的制定和实施,共同为患者提供高质量的护理,促进患者康复。

> **护考提示** 护士与患者家属关系的影响因素

二、护士与患者家属关系的影响因素

患者的病情观察、治疗护理、生活需求、费用支持等都要求患者家属密切配合。护士从接诊开始,就与患者家属频繁接触。由于角色认知差异和沟通不当等,难免会产生矛盾冲突,主要表现在以下几个方面。

1.角色期望冲突 患者家属往往因亲人生病而承受不同程度的心理压力,希望患者早日康复,因此对医护人员的期望值很高。患者家属希望医生能妙手回春、药到病除,要求护士有求必应、随叫随到、操作无懈可击等。然而,现实中护士人力紧缺、护理工作繁重,患者病情可能出现反复或加重,这些临床护理现状难以完全满足患者家属的需要,甚至让患者家属误以为医护人员不作为,从而引发护患矛盾。另外,在护患关系中护士处于相对主导地位,护士若未充分考虑到患者及其家属的权益,展现出强烈的优越感,也易与患者家属发生冲突。

知识拓展

特鲁多医生的墓志铭

在美国纽约东北部的撒拉纳克湖畔,静卧着一座不起眼的坟墓。近百年来,世界各地一批又一批的医生怀着朝圣之心来到这里,拜谒一位长眠于此的医学同行——爱德华·特鲁多医生,并在此寻找医学人文的踪迹,重温镌刻在他墓碑上的墓志铭:"有时,去治愈;常常,去帮助;总是,去安慰。"这是特鲁多医生的行医格言,是他一生的职业总结。简短三句话,既道出了医学科学不完美的现实,又揭示了医疗服务的真谛和医护人员应尽的人文关怀。

2. 角色责任模糊 在护理过程中,患者家属和护士应密切配合,共同为患者提供心理支持和生活照顾。然而,部分患者家属护士有义务承担患者所有的护理和照顾,自己只需扮演旁观者和监督者的角色;个别护士也对自己的角色定位不清,将本应自己完成的工作交给患者家属。这些情况会严重影响护理质量,甚至导致护理差错或事故,最终引发护士与患者家属之间的矛盾。

3. 医疗费用争议 随着医疗技术的发展,高端诊疗技术、新药的不断开发、应用以及一次性医疗用品的使用等,医疗费用不断升高,给患者及其家属造成较大的经济压力。部分医院确实存在收费名目繁多或不合理收费项目,易引发患者家属不满。诊疗过程中,护士比医生接触患者更多,加上目前大部分医院由护士执行收费操作,使得费用问题在护患矛盾中显得格外突出。随着国家医疗改革力度加大,这个矛盾有望缓解。

三、护士在促进护士与患者家属关系中的作用

1. 尊重患者家属 护士对所有患者家属应保持尊重,热情接待,并给予必要的帮助和指导。护士应主动介绍医院的规章制度,尤其是探视和陪护的注意事项;主动询问患者家属是否需要帮助,征询患者家属对护理工作的满意度和建议,让其感受到被尊重和重视。

2. 指导患者家属 护士应主动、及时向患者家属介绍患者的病情、诊疗结果和治疗护理方案,指导患者家属共同参与患者的治疗、护理过程,并及时征求他们对护理措施的意见。住院期间,患者家属因为担心患者,会提出很多问题,护士应结合病情耐心解答,或寻求医生帮助解释,使患者家属感受到护士的关爱,消除紧张和恐惧心理,增加信赖感和安全感。

3. 理解患者家属 护士应体谅、理解、同情患者家属的处境,帮助患者家属正确认识疾病,提供心理支持,减轻心理负担。护士应主动了解患者家属的心情,加强沟通,注意言行得当,多用安慰性和保护性的语言。涉及费用问题时,应站在患者立场,耐心帮助查询或指导使用医院的费用查询系统;提醒缴费时语气婉转,避免患者家属感到尴尬。

任务三 护士与其他医务工作人员的人际沟通

案例引导

护士王姐因为儿子要中考,最近经常请假。护士长认为王姐请假影响了工作而不满,并且提醒王姐后期不能再请假。王姐则认为,护士长缺乏人情味、对她不体谅,当场大哭。

请问:

1. 王姐的做法是否妥当?如果你是王姐,你会怎么处理?

2. 护士长的做法对吗?如果你是护士长,又会怎么解决呢?

一、医护沟通

医生和护士虽然分工不同,但是为患者服务的目标是一致的。医护关系就是医生和护士因分工合作而形成的一种工作关系,是护理人际关系的重要组成部分。良好的医护关系是确保医疗护理质量的重要因素,有利于促进和维护患者健康。

(一)医护关系模式

医疗护理工作是临床医院的核心工作,在所有医务人员关系中,护士与医生的关系最密切。随着医学模式的转变,医护关系已经从传统的"主导-从属型"转为现代的"并列-互补型"。

1.主导-从属型 在传统医学模式下,医疗护理活动都是以疾病为中心,护理尚未形成独立的理论体系,护理工作从属于医疗。人们认为护士是医生的助手,医生处于主导地位,护士处于从属地位。护士只能机械地执行医嘱和常规护理。这是传统的医护关系模式,不利于护士主观能动性的发挥,而且使护士在许多情况下责任不清,对患者的病情、疗效、心理状态缺乏全面系统的了解。

2.并列-互补型 随着医学模式向"生物-心理-社会"模式转变,护理活动由以疾病为中心转变为以人为中心的整体护理。医生和护士的关系不再是支配和被支配的关系,而是彼此相互关联、相互依存的平等协作关系。医护关系呈现为"并列-互补型"模式,主要有以下几个特点。

(1)相互依存,缺一不可:医疗和护理是并列的两个要素,各有侧重,二者相辅相成,缺一不可。没有医生的诊断治疗方案,护士就无法进行工作;没有护士的具体操作,医生的诊疗方案就无法实施。因此,只有医生的正确诊疗和护士的优质护理相结合,才能保证患者得到最佳医疗效果。

(2)相互独立,互不替代:医生和护士在为患者服务时,既有分工,又有合作。在医疗中,医生担负主要作用,护士参与部分工作;在护理工作中,护士根据患者的病情和医生的诊疗方案,制订出适合患者的个性化护理方案。

(3)相互监督,互补不足:医护关系既紧密联系又相互独立,有相互监督和互补的基础。医护之间在工作中常常可以互相监督对方的工作行为,及时发现问题,杜绝医疗和护理差错事故。

护考提示 影响医护关系的主要因素

(二)影响医护关系的主要因素

1.角色理解欠缺 医疗和护理是两个不同的专业,医护双方对彼此专业特点、工作模式及要求缺乏必要的了解,导致工作中相互埋怨、指责,从而影响医护关系的和谐。如护士抱怨医生开医嘱无计划,物品用后不整理;医生埋怨护士未能仔细观察病情,治疗未及时完成等,这些都是医护缺乏交流沟通造成的。

2.角色心理差位 在为患者提供健康服务的过程中,医护双方各有自己的专业技术领域和业务优势,是一种平等的合作关系。因受传统的"主导-从属型"医护人际关系模式的影响,部分护士对医生产生依赖、服从的心理,在医生面前容易感觉自卑,常表现为机械性执行医嘱,不主动为患者解决问题。此外,也有部分年资高、经验丰富的老护士或高学历的年轻护士对某些年轻医生不尊重,不愿密切配合,这些均会影响医护人际关系的建立与发展。

3.角色压力过重 在医院工作中护士和医生都有自己独特的角色功能,相互合作中履行各自的职责。但由于医护人员比例严重失调、岗位设置不合理、医护待遇悬殊等因素,导致部分护士心理失衡、压力过大,变得脆弱、紧张和易怒,影响医护关系。医生在诊疗活动中承担较大的风险责任,加上日益紧张的医患关系,可能影响医生的工作情绪,进而导致医护关系不和谐。

4.角色权利争议 医生和护士根据分工,各自在自己职责范围内行使权力,同时也享有相应的自主权。但有时会觉得自己的自主权受到对方侵犯而引起冲突。如当护士对医生所下医嘱有不同看法时,便可能产生自主权争议。护士发现不妥当的医嘱,认为自己有权利要求医生更正后才执行;而医生认为下医嘱是医生的权利,不需要护士干预。出现矛盾时,医护双方要心平气和地通过沟通达成一致。

(三)护士在促进医护关系中的作用

1.主动介绍专业 护士应主动向医生介绍护理专业的特点和进展,争取医生的理解和支持。

2.相互学习理解 在医疗护理活动中,医护双方要理解对方的工作特点,明确双方的责任,尊重对方的价值,信赖对方的能力。医护双方应在相互尊重的基础上,相互学习,取长补短,形成融洽的合作氛围。

3.加强双方沟通 由于所处专业的不同,医护人员在工作中面对治疗和护理问题时,会产生不同的看法及意见。加强沟通是确保医护双方信息畅通、团结协作的基础。护士应主动与医生沟通,积极配合医生工作,把对患者的观察和处理建议及时反馈给医生,同时善意提出合理化建议。如医护之间偶有矛盾时,切忌在患者及其家属或其他医务人员面前争执不休,要冷静处理,妥善解决。

二、护际沟通

护际沟通是指护理工作实践中护士之间的沟通,包括护理管理者与护士之间的沟通、护士与护士之间的沟通、护士与实习护生之间的沟通。护际沟通是护理工作中最基本的人际沟通关系之一。良好的护际沟通有利于促进护士之间的团结协作,确保护理措施的及时实施,促进护士业务水平不断提高,形成一个有凝聚力的集体。

(一)影响护理管理者与护士之间关系的主要因素

护理管理者与护士的出发点、需求不同,双方的期望和关注点不同。在工作中,往往因管理者过分关注工作的完成情况而忽略护士个人的需求,或因护士过分强调个人困难而忽略科室工作等问题而产生矛盾。

1. 护理管理者对护士的要求

(1)具备良好的身体素质,能够胜任繁重的护理工作。

(2)具备较强的工作能力,能按要求完成各项护理工作。

(3)能够尊重管理者,服从管理安排,支持科室工作。

(4)能够处理好家庭与工作的关系,工作时全身心投入。

2. 护士对护理管理者的期望

(1)能以身作则,在理论和操作技术上均表现优秀,能发挥榜样带头作用。

(2)具有较强的业务能力和组织管理能力,能够在各方面给予自己帮助和指导。

(3)能够公平公正地对待每一位护士,尊重并关心每一位护士。

(二)影响护际关系的主要因素

1. 影响新、老护士之间关系的主要因素　新、老护士之间往往由于年龄、身体状况、学历、工作经历等方面的差异,相互之间缺乏理解和尊重,从而相互埋怨、指责,导致关系紧张。

2. 影响不同学历护士之间关系的主要因素　随着我国高等教育的快速发展,护士的学历层次越来越高。不同学历的护士主要由于学历、待遇的不同,产生心理上的不平衡,导致交往障碍。高学历者理论知识扎实,工资待遇好,不愿从事基础护理工作,也不愿意和低学历的护士交往;低学历者自身实践经验丰富,不愿信服于缺乏实践经验的高学历者,从而影响了护际沟通。

3. 影响护士与实习护生之间关系的主要因素　一般情况下,护士与实习护生容易建立良好的人际关系。但是,当个别带教护士对实习护生态度冷淡、不耐心、不指导,甚至当众批评,就会使实习护生对带教护士产生厌烦心理;同时,如果实习护生不虚心学习、不懂装懂、工作懒散,也会使带教护士产生反感,从而引发矛盾。

(三)建立良好护际关系的策略

护士之间要以诚相待,相互尊重和理解。无论是护理管理者与护士之间、护际之间,还是护士与实习护生之间发生人际关系障碍,均会影响正常护理工作的进行。因此,建立良好的护际关系是全体护士义不容辞的职责。

1. 营造民主和谐的人际氛围　建立民主意识、加强信息沟通是维持和促进护际关系和谐的基础。护理管理者要协调好每位护士的工作,维护护士的自尊,激发护士的聪明才干。护理管理者还要率先垂范,严于律己,对待下属公平公正,尊重下属,知人善用,以理服人。作为护士,一方面要尊重领导、服从管理,理解护理管理者的难处;另一方面,护士间要互相帮助、互相学习、取长补短、和睦相处。作为实习护生,要尊重带教护士、虚心学习、努力工作、主动分担任务。

2. 创造团结协作的工作环境　护理工作繁重琐碎,护士之间既要分工明确,又要团结协作。出现困难应相互帮助,发现问题应相互提醒、及时补救,形成团结协作、和谐向上的工作氛围。

任务四 治疗性沟通

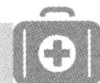

案例引导

李先生,65岁,退休工人,因胆囊结石收治入院。医嘱第二天行腹腔镜胆囊切除手术。患者知道需要切除胆囊后非常焦虑。作为他的管床护士,小王需要尽力缓解患者的焦虑情绪,让患者能配合完成手术前的准备工作。

任务:

1. 护士小王应如何使用学习过的护理沟通技巧完成与患者的术前沟通?

2. 护士小王在和患者沟通过程中应如何满足患者的心理需要,缓解患者的焦虑?

一、治疗性沟通概述

(一)治疗性沟通的含义

治疗性沟通是人际沟通在护理工作中的具体应用,其信息发出者是护士,信息接收者是患者,沟通的主要内容是属于护理范畴的专业性内容。治疗性沟通是护士针对患者的健康问题进行的有目的、有计划的沟通,帮助患者进行生理、心理调适,以帮助患者适应患者角色,顺利实施护理计划,解决护理工作中的问题。

(二)治疗性沟通的特点

1. 以患者为中心 治疗性沟通作为护理工作中重要的一部分,必须遵循以患者为中心的原则,尊重患者的人格和权利,关心关爱患者。

2. 有明确的沟通目标和目的 治疗性沟通是为解决患者的健康问题而进行的有意识、有计划的沟通。其目的是为患者提供疾病相关专业知识、进行必要的健康教育,调适患者的身心状态,帮助其适应患者角色。

3. 具有治疗意义 在不违背医疗护理原则的前提下,治疗性沟通应该起到治疗作用。为患者提供疾病预防、治疗、预后、康复等相关健康知识,使患者能对自身疾病和治疗过程有正确的认识,积极配合医疗护理工作,更好地达到治疗目的。

> **护考提示** 治疗性沟通的过程

(三)治疗性沟通的过程

1. 准备和计划阶段 了解不同患者的特点,制定个性化沟通方案。明确沟通的目标和指导方向,有利于提高沟通的效果和效率。护士应注意自身仪容仪表,给患者留下良好的印象,并选择合适的时间和环境准备开始沟通。

2. 沟通开始阶段 沟通时注意尊重患者,注意自身的礼仪,主动介绍自己,并说明沟通的目的及时间。若沟通时间比较长,可以在病情允许下协助患者准备舒适的体位。

3. 沟通进行阶段 在治疗性沟通中正确使用各种语言和非语言沟通技巧,如倾听、劝说、赞美、批评、拒绝,以及表达等技巧,有利于更顺利地达到沟通的目的。

4. 沟通结束阶段 根据实际情况和预期计划控制结束时间,选择恰当时机结束本次沟通。结束前应简单总结交流内容,提炼核心信息,核实并概括重点内容,确定本次沟通的效果。同时将本次沟通中出现的新问题及时记录,为下一次的沟通提供参考。

知识拓展

叙 事 护 理

　　什么是叙事护理? 叙事护理是指将患者作为独立的个体,护士倾听、吸收患者的疾病故事,从而帮助患者寻找故事中的问题,重构生活和疾病的意义,发现自身潜在力量,达到治愈心灵的目的。叙事护理通过故事走进患者的内心世界,聆听患者的内心,正确理解患者的需求,从而帮助患者减轻痛苦,促进护患信任关系的建立,并产生共鸣。

二、治疗性沟通在护理操作中的运用

　　在护理工作中,护士为获得患者的配合,保证护理操作的顺利进行,以达到预期的目的和效果,需要进行必要的护患沟通。

(一)操作前解释

　　(1)亲切礼貌地问候患者,并进行自我介绍,确认患者是否准备好接受护理操作。

　　(2)根据患者及病情的具体情况,用通俗易懂的语言解释本次操作的目的、患者应做的准备,简要介绍操作方法和在操作过程中患者可能产生的感觉及需要配合的事项。

　　(3)确认患者了解护理操作的要求,并愿意配合。

(二)操作中指导

　　(1)在护理操作中,护士应随时观察患者的感受,并予以重视,视情况调整操作流程。

　　(2)在操作过程中指导患者正确配合的方法。

　　(3)多使用安慰性语言以转移患者的注意力;多使用鼓励性语言以增强患者战胜疾病的信心。

(三)操作后嘱咐

　　(1)亲切询问患者的感觉,并观察是否达到预期效果。

　　(2)告诉患者操作后需要注意的事项。

　　(3)感谢患者的配合,并询问是否还有其他需要。

案例:护士操作性用语——测量血压

患者李某,42岁,医嘱:测量血压 tid。护士小王来到病房给患者测量血压。

1. 操作前解释

护士:"李叔叔,您好! 我是您的管床护士小王,今天您的气色看起来不错呀。"

患者:"你好,小王。"

护士:"李叔叔,您的血压一直有点高,我现在来给您测个血压,记录一下今天的血压情况,好吗?"

患者:"好的。"

护士:"您 30 分钟内活动了吗?"

患者:"没有,我一直在病房里。"

护士:"好的,那我们开始测血压吧。"

患者:"好。"

2. 操作中指导

护士:"李叔叔,请您躺平,别紧张,我给您卷起衣袖……"

血压计袖带充气。

护士:"李叔叔,袖带充气手臂有点胀,您坚持一下,马上就好。"(边操作边鼓励患者,并观察反应)

3. 操作后嘱咐

护士:"李叔叔,您的血压测量好了,我帮您穿好衣服。"

护士:"您的血压还是有点高,请您不要着急,配合医生做好治疗,准时吃药,还要按照我们教您的方法坚持锻炼。饮食上还是要注意的,要少油少盐。"

患者:"好的,我会注意的,你也要多督促我啊。"

护士:"李叔叔,我会经常提醒您的。坚持饮食、锻炼、正确服药,血压很快就能控制住的,要加油哦!"

患者:"好的好的,谢谢你,小王。"

护士:"不用谢,我们一起努力。"

护士:"李叔叔,您还有什么需要吗?有事的话可以按床边呼叫铃叫我们,我们会及时过来的。"

患者:"没有需要啦,谢谢你。"

护士:"好的,您好好休息,祝您早日康复!"

三、健康教育

(一)健康教育的概念

1.健康教育的概念 健康教康是指通过有组织、有计划、有目的的系统教育活动,传播卫生保健知识和技术,从而使人们能自觉地改变自身不健康行为和生活方式,达到预防疾病、消除危险因素、促进健康的目的。

(1)以医院和社区卫生服务机构为基地,以全体居民为对象,包括患者及其家属,以及社区的健康人群。

(2)健康教育是一种有计划、有组织、目标明确的活动,其目的是使患者及其家属了解疾病相关知识和操作技术,自觉约束不利于健康的行为,配合治疗活动,促进患者康复;使健康人群了解影响健康的相关知识,改变不利于健康的行为,以保持健康状态;对于无法恢复健康者,提供康复相关知识和技术的教育,帮助其尽可能恢复功能。

(3)健康教育不仅仅是针对生理方面的教育,还包括心理卫生教育,帮助教育对象提高心理适应能力,树立正确的健康观。

> **护考提示** 护理健康教育的概念

2.护理健康教育的概念 护理健康教育是健康教育工作的重要组成部分,护士也是健康教育工作的主力军。护理健康教育就是护士有计划、有组织、有目的地通过护理干预手段,促使患者自觉采取有利于健康的行为,以改善和维持健康。

护理健康教育已成为现代医院及社区为满足人们的健康需求而赋予护士的重要职能。护理健康教育工作对护士提出了更高的要求,要求护士不仅要有较高的健康教育认知水平和专业素质,还应具有良好的沟通表达能力和统筹组织能力。护士不仅要有扎实的医学及护理专业知识和技能,还要具备心理学、社会学、教育学、传播学、行为科学等多方面知识,掌握与教育对象沟通交流的技巧,能组织群体的健康教育活动,同时要注重培养自身的职业素质和优良品质。

> **护考提示** 护理健康教育的原则

(二)护理健康教育的原则

1.科学性原则 科学性原则是护理健康教育的根本要求和前提条件。要求护士在进行护理健康教育时,选择科学、实用的教育内容,提供的信息要有相关的科学依据,避免传播错误、陈旧、相互矛盾的知识或信息。

2.针对性原则 护理健康教育必须以教育对象为主体。不同的教育对象,其健康需求、接受能力以及行为习惯等都可能不同。制定有针对性的教育目标、教育内容和教育手段,使受教育者更容易接受,从而提高其对护理健康教育的兴趣。

3.保护性原则 任何护理措施包括护理健康教育措施都必须注意对患者及家属的身心保护。对患者的隐私要严格保密,在教育过程中若涉及患者的某些隐私时,应注意保护。

4.阶段性原则 要根据疾病发展或身心发展的不同阶段采取相应的护理健康教育措施,不能一蹴而就。首先针对现存的、紧急的、严重的问题进行健康教育,然后逐步扩展至全方位的知识和技术的教育。

5.程序性原则 健康教育应以护理程序为核心和框架,通过进行护理健康教育评估、诊断、计划、实施、评价的过程,保证护理健康教育的及时性和有效性。

(三)护理健康教育的方法

1.语言教育法 又称为口头教育方法,即通过语言进行教育与沟通,增加受教育者对健康知识的理解和掌握,常用的有讲授、谈话、咨询、座谈等。语言教育法的特点是简便易行,一般不受客观条件的限制,随时随地均可进行,比较灵活。

2. 文字教育法　通过一定的文字传播媒介并借助受教育者的阅读能力来达到教育目标的一种方法,如读书指导、作业、标语、传单、墙报等。其特点是不受时间和空间的限制,既可针对大众进行广泛宣传,又可针对个体进行个别宣传,而且受教育者可以对宣传内容进行反复学习。

3. 视频教育法　通过制作并传播视频宣传材料进行教育的方法。由于网络视频传播平台对现代社会人群生活影响越来越大,通过网络短视频进行健康教育宣传,已经成为面向群众开展健康教育的重要方式。这种教育方法要求制作者有较高的绘画、摄影、制作等技能,要求护士具有一定的信息技术基础。

4. 实践教育法　实践教育法通过指导受教育者进行实践操作,并进行规范化训练,来实现教育目的,常用于护理技能教育。实践教育的主要内容包括家庭护理的基本技能和常见急救技能。如指导糖尿病患者自测血糖,指导高血压患者自测血压,指导患者家属实施中风急救,指导长期卧床患者掌握床上排便的方法等。

(四)护理健康教育的工作范围

1. 对医院住院患者的护理健康教育

(1)入院教育:入院教育旨在使患者尽快熟悉医院环境,帮助患者积极调整心理状态,尽快适应医院环境,并且能更好地配合医护人员诊治与康复。主要教育内容包括:管床医生及护士介绍、住院环境介绍、生活设施介绍、探视制度介绍等。

(2)住院期间的教育:包括对患者在住院期间饮食起居、治疗用药、相关疾病知识、心理、行为等方面的教育指导。部分住院患者或多或少都存在心理健康问题,所以对住院患者的心理健康教育非常重要。

(3)出院及出院后教育:患者经过治疗基本恢复健康后,在出院前护士应给予出院指导,目的是巩固住院期间治疗及护理健康教育的效果,进一步促进康复。包括出院后药物治疗、功能锻炼、并发症预防等,出院指导应特别注意预防疾病复发的教育指导。对于出院后转为家庭病床的患者,应与社区医院进行沟通,为患者提供持续性健康监测和健康教育。

2. 对门诊患者的护理健康教育　随着慢性病患者数量的急剧增加,部分医院设置健康教育门诊,为某些慢性病病情稳定的患者提供长期连续性健康教育指导,内容包括:药物、饮食、运动、疾病预防、并发症预防等。还可以通过健康教育处方,以医嘱的形式对患者的行为和生活方式进行指导。

3. 对社区患者的护理健康教育　社区健康教育是以社区为单位,以促进社区居民健康为目的的健康教育活动。社区护理健康工作包括:疾病预防、治疗、康复、预防接种、妇幼保健、疾病普查等内容。针对社区康复患者的主要健康教育内容为疾病的持续性治疗、康复锻炼、患者的生活指导、慢性病随访等。针对社区健康居民的主要健康教育内容为健康保健知识教育、科学的生活方式指导、卫生科普常识教育等。

项目小结

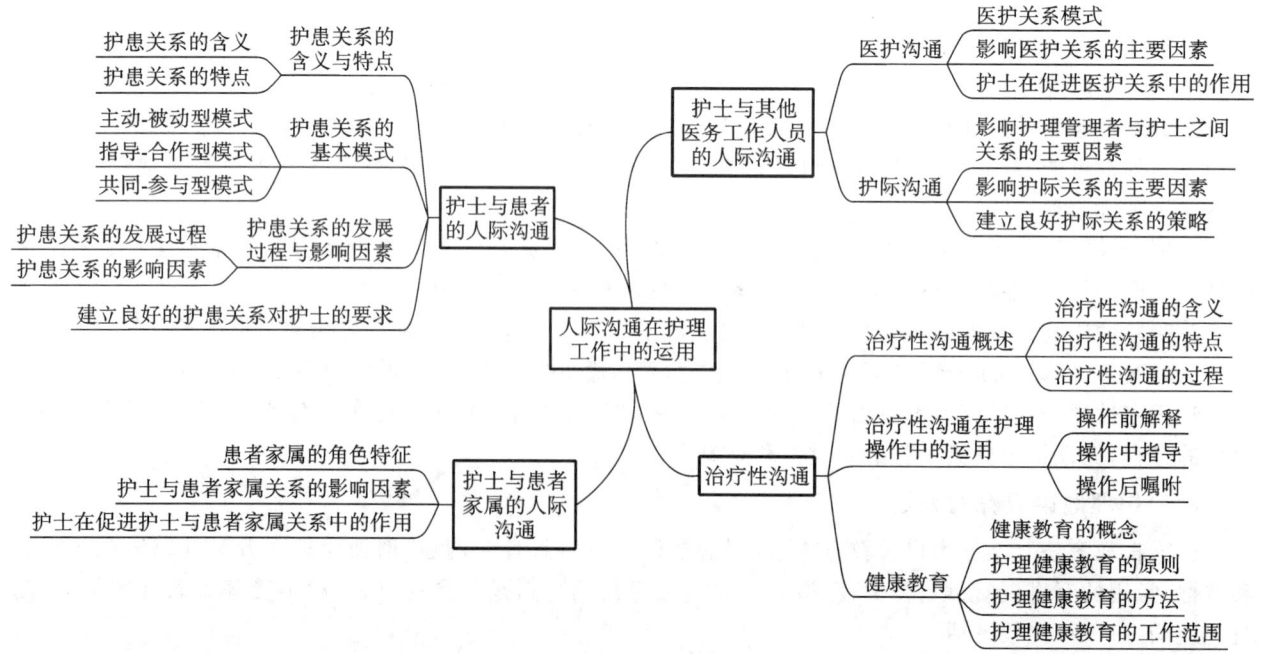

直通护考

在线答题

（龚丽君　韩俊）

实训指导

实训一　护士表情礼仪训练

实训内容 1　眼神训练

【实训目的】

1.充分理解眼神是面部表情的关键要素,通过眼神传递出喜、怒、哀、乐等不同的情感。

2.掌握用眼睛表达理解和爱的方法,并能够用心观察对方的眼神,从中了解对方的真实态度,以调整自己的交流方式,达到良好的沟通效果。

【实训准备】

1.用物准备　一面镜子。

2.环境准备　整洁、安静,光线充足,温湿度适宜。

3.学生准备

(1)学生着工作服,衣服干净整洁,举止得体。

(2)课前认真预习课本内容、要求和目的。

【实训方法】

1.镜子练习　学生面对镜子,在不同情境下练习眼神交流。例如,练习保持稳定的眼神接触并展示自信的微笑。

2.合作配合练习　学生分成2人1组,保持一定距离互相注视对方的眼睛。通过练习,增进彼此间的默契,提高眼神交流的能力。

【实训评价】

教师对每组学生的训练进行讲评,对本次的实训进行总结,根据学生的表现给出成绩,分别为优秀(90～100分)、良好(80～90分)、合格(60～80分),并对表现优秀的学生给予表扬。

实训内容 2　笑容训练

【实训目的】

1.充分理解笑容是面部表情的关键要素,微笑可以让对方感受到被理解和支持。

2.掌握用微笑传递温暖和关怀的方法,给患者带来安慰和舒适感。

【实训准备】

1.用物准备　一面镜子、一支木筷子。

2.环境准备　整洁、安静,光线充足,温湿度适宜。

3.学生准备

(1)学生着工作服,衣服干净整洁,举止得体。

(2)课前认真预习课本内容、要求和目的。

【实训方法】

1.学员面对镜子做以下动作

(1)收缩两侧面颊肌肉,并向上拉伸,带动面部呈现笑意。

(2)嘴唇配合动作:嘴角稍微上扬,但闭合嘴唇,不露出牙齿。

(3)微笑时自觉控制,不发出笑声。

2.咬筷子练习法　学生面对镜子,用门牙轻轻咬住木筷子,使嘴角上扬至与筷了平齐,保持嘴角上翘(即连接嘴唇两端的线要与木筷子在同一平行线上)的状态10秒钟后,轻轻拔出木筷子,维持原状态。

3.e字微笑法　学生面对镜子发字母"e"的音。

【实训评价】

教师对每组学生的训练进行讲评,对本次的实训进行总结,根据学生的表现给出成绩,分别为优秀(90~100分)、良好(80~90分)、合格(60~80分),并对表现优秀的学生给予表扬。

(周晨)

实训二　护理人员基本仪态礼仪训练

【实训目的】

1.学会规范的站姿、坐姿、行姿和蹲姿。

2.学会规范地推治疗车、端治疗盘、持病历夹、搬椅子、传递物品以及基本的手姿。

【实训准备】

1.用物准备

(1)场地:模拟病房(走廊)。

(2)道具:椅子、病历夹、治疗车、治疗盘、笔等。

2.环境准备　整洁、安静,光线良好,温湿度适宜。

3.学生准备

(1)学生着干净整洁的工作服(裤)、工作帽、护士鞋。

(2)课前认真预习本次实训课的内容、要求和目的。

【实训内容】

1.训练内容一　班级学生分成若干个小组,每组2人,1人扮演护理人员,1人扮演患者,模拟护理人员在导诊台旁迎候患者,学生练习护理人员的站姿、行姿、坐姿、蹲姿,教师对学生进行适当指导、点评。

2.训练内容二　结合以下案例,班级学生分成若干个小组,每组4人,分别扮演4名护理人员,每组轮流上台表演,展示护理人员在工作中的不同姿态。

案例:内科病区,护理人员甲手持病历夹与护理人员乙进行床头交接班,护理人员丙和护理人员丁推着治疗车、端着治疗盘给患者发药。

【实训方法】

1.站姿训练

(1)五点一线法(靠墙法):身体靠墙,保持站立的基本姿势,面带微笑,双目平视,下颌微收,双手自然下垂,手指并拢,呼吸均匀,尽量使后脑勺、肩、臀、小腿肚、脚跟五点呈一直线紧靠墙面,挺胸收腹,双脚并拢,大腿夹紧,按照训练要领保持一段时间,直到达到训练要求。

(2)背靠背法:练习时身高相近的2人为1组,背靠背站立,尽量使后脑勺、肩、臀、小腿肚、脚跟均彼此紧密相贴,按上述的站姿要求进行站姿训练,每次15分钟。

(3)顶书法:在训练时头顶平放一本书,按标准站姿进行站立训练。为了塑造腿部的美感,两腿之间最好夹一张纸片。在练习的过程中书和纸片均不能落地,练习身体的平衡感与挺拔感,每天练习 10 分钟。

在基本站姿训练到位后,可加上手和脚的变化,练习其他各种站姿,达到站姿的稳定和优雅自如。

2.行姿训练

(1)训练腰腿力量:双手固定腰部,正步出脚,脚背绷直,踮脚行走。

(2)训练颈背挺直:头顶书本,按行姿要求,保持正常步态行走。

(3)修正脚步:两脚内缘的落点力求在一条直线上。

(4)训练全身协调运动:达到轻盈敏捷,柔步无声。

3.与行姿相关的其他姿势训练

(1)蹲姿:站立或行走久了,可用蹲姿来缓解。捡拾用物时,也会用到蹲姿。蹲姿的训练是在站姿或行姿的基础上,两脚前后脚分开约半步,单膝点地或双腿一高一低,互为倚靠,单手或双手将平裙摆,身体下蹲,用单手或双手从正面或侧面拾取物品。

(2)端治疗盘:在站姿或行姿的基础上,双手托住治疗盘底两侧边缘的中 1/3 处,拇指、食指在盘边缘,其他三指自然分开,托住盘底。肘关节呈 90°角,双肘尽量贴近身体腰部;盘边距躯体 3~5 cm,治疗盘不触及上体,保持治疗盘与腰部平齐。

(3)持病历夹:在站姿或行姿的基础上,用手握病历夹边缘中间,放在前臂内侧,持物手臂靠近腰部。或左手握病历夹右缘上段,夹在肘关节与腰部之间,病历夹前缘略上翘,右手自然下垂或摆动。头、肩、上身、两腿姿势要求同行走要求。

(4)推治疗车:护理人员位于车后,双手扶把,把稳方向,双臂均匀用力,重心集中于前臂,治疗车距身体前侧约 30 cm,肘部自然放松,成 135°~160°角,抬头、挺胸、直背,躯干略向前倾,尽量减少行进过程中发出的声响,停放平稳。

4.坐姿训练

(1)就座训练:保持站立的基本姿势,立于椅子前面,目视前方,面带微笑。左腿退后半步,女生右手将裙(用右手沿臀向下整理裙子),坐下。女生坐椅的 1/2~2/3,男生可坐满椅面。落座后,上体要端直,女生双膝并拢,双手交叉置于腹前,男生双膝可略分开与肩同宽,双手分别置于左右腿上或左右扶手上,最后收回右脚,与左脚相并。

(2)起立姿势训练:在就座姿势的基础上,练习者右脚向前移动半步,左脚蹬地起身,随即重心移至右脚,最后收回左脚,成规范的站立姿势。在整个过程中,注意重心的移动,始终保持上体垂直于地面。

(3)双腿斜放姿势训练:练习者在标准坐姿基础上,上身与地面垂直,然后双脚向左伸出并内收,双脚尖点地,脚背绷紧,力求使斜放后的腿部与地面成 45°。手的姿势不变,控制动作,双脚收回并拢,双脚垂直于地面,然后换方向练习。

(4)前伸后屈姿势训练:在标准坐姿的基础上,要求大腿并拢后,向前伸出左腿,并将右腿后屈,两脚脚掌着地,双脚前后要保持在同一条直线上。手的姿势不变,控制动作,双脚收回并拢,双脚垂直于地面,换方向反复练习。

5.行礼训练

(1)鞠躬礼训练:取站立姿势,双眼平视,身体上部向前倾斜 15°~30°,随即恢复原态。训练方法:行礼时注意以髋为轴,上身挺直,并随轴心运动向前倾斜,目光落在自己前方 1~2 m 处,双手交叠或相握,随身体的前倾而自然下垂。注意纠正行礼时低头、含胸、弓背或仰首观望、目光游移等不良姿态。并注意双手不可按在腹部或扶着双腿,否则有损行礼者的风度与形象。练习时,小组内成员相互行礼或集体训练行礼。

(2)握手礼训练:两人 1 组练习,双方相距 1 m,相互注视对方,面带微笑,双腿并拢,上身稍微前倾,伸出右手,四指并拢,拇指张开,与对方相握。

(3)指引手姿训练:左手或右手抬高至腰部,四指并拢,拇指微张,掌心向上,以肘部为轴,可以右手单臂或双臂横摆式,朝一定的方向伸出手臂。当请他人坐下时,手臂伸向侧方或正前方,手臂摆动幅度不要太大。

【实训评价】

教师对每组学生的演示进行讲评,对本次的实训进行总结,根据学生的表现给出成绩,分别为优秀(90~100分)、良好(80~90分)、合格(60~80分),并对表现优秀的学生给予表扬。

(邓翠珍　曹淑媛)

实训三　护士交流礼仪训练

【实训目的】

1.学会礼貌地称呼他人,介绍自己以及他人;掌握握手,交换、接收、存放以及索要名片的礼仪;掌握护士岗位接待以及送别的礼仪。

2.学会规范地制作个人简历,掌握面试技巧。

3.掌握涉外礼仪。

【实训准备】

1.用物准备

(1)场地:教室。

(2)道具:名片、轮椅、个人简历。

2.环境准备　整洁、安静,光线良好,温湿度适宜。

3.学生准备

(1)学生着干净整洁的工作服(裤)、工作帽、护士鞋。

(2)课前认真预习本次实训课的内容、要求和目的。

【实训方法】

1.训练内容一　班级学生分成若干个小组,每组2人,模拟日常场景,练习以下礼仪内容:礼貌称呼他人;介绍自己以及他人;与人握手,交换、接收、存放以及索要名片;护士岗位接待以及送别。教师对学生进行适当指导、点评。

2.训练内容二　结合课本内容,班级学生分成若干个小组,每组4人,各制作一份简历,并模拟面试场景:1人扮演应聘者,其他3人扮演面试者。每组轮流上台表演展示,教师对学生的表演以及面试内容、细节给出建设性意见,帮助学生更快融入职场生活。

3.训练内容三　班级学生分成若干小组,每组2人,模拟涉外场景,分别练习迎送礼仪、宴会礼仪以及馈赠礼仪规范,教师对学生进行指导、评价。

【实训评价】

教师对每组学生的演示进行讲评,对本次的实训进行总结,根据学生的表现给出成绩,分别为优秀(90~100分)、良好(80~90分)、合格(60~80分),并对表现优秀的学生给予表扬。

(闵娇)

实训四　护士非语言沟通能力训练

实训内容 1　动态语言实训

　　小张是一名实习护士,目前正在ICU病房实习。某天晚上ICU的工作非常忙碌,小张也和其他人一样辛苦了一个晚上,非常疲惫。第二天早晨,还没有到接班的时候,就有一位心急的患者家属来到病房外打听患者的情况。在非常疲惫的情况下,小张趴在桌子上,头也不抬地告知家属,自己不负责该ICU病房,不知道患者的具体情况……

【实训目的】

1.通过实训,理解非语言沟通在人际沟通中的重要性,学会用非语言沟通与他人交流,掌握目光、表情、手势等的运用技巧。

2.通过角色扮演的方式,完成实训任务,体会护理工作中的非语言沟通形式。

【实训准备】

1.用物准备

(1)场地:模拟病房(病床、床头桌)。

(2)道具:护理评估单、笔。

2.环境准备　整洁、安静,光线良好,温湿度适宜。

3.学生准备

(1)学生着工作服,衣帽干净、整洁,举止得体。

(2)课前认真预习本次实训课的内容、要求和目的。

【实训方法】

按照自由组合的原则,将全班学生分成若干组,每组4人。

1.讨论案例　指出小张非语言沟通形式不恰当的地方,确定正确的非语言沟通形式。

2.情景模拟　每组2名学生为1对,模拟案例的情景。本组内1对完成后由另1对继续模拟,相互之间进行观摩、学习。全部完成后可相互交换角色,交叉练习。

3.各小组讨论　每个学生说出自己扮演小张护士时的内心感受,同时对其他学生的表现给予评价。

4.教师点评　各小组选出表现最好的学生扮演护士,在实训教师面前进行表演,由教师给予点评。

【实训评价】

教师对每组学生的演示进行讲评,对本次的实训进行总结,根据学生的表现给出成绩,分别为优秀(90~100分)、良好(80~90分)、合格(60~80分),并对表现优秀的学生给予表扬。

实训内容2　近体距离实训

【实训目的】

通过实训,了解近体距离在非语言沟通中的重要性,学会正确地使用近体距离。

【实训准备】

1.用物准备

(1)场地:空旷教室。

(2)道具:凳子。

2.环境准备　整洁、安静,光线良好,温湿度适宜。

3.学生准备

(1)学生着工作服,衣帽干净、整洁,举止得体。

(2)课前认真预习本次实训课的内容、要求和目的。

【实训方法】

按照自由组合的原则,将全班学生分成若干组,每组5人。

1.准备八把椅子,四把为一组,两两相对摆放。其中第一组椅子呈一条直线平行排列;另一组椅子与第一组椅子的距离分别为 0.5 m、1.2 m、3.5 m 和 4 m。

2.4 名学生坐在第一组椅子上,第5名同学依次坐在第二组各把椅子上,与相应的对位学生交谈。结束后换其他学生,交叉练习。

3.说出不同距离的交流给自己的感受,并与教材知识进行对照。

【实训评价】

教师对每组学生的演示进行讲评,对本次的实训进行总结,根据学生的表现给出成绩,分别为优秀(90~100 分)、良好(80~90 分)、合格(60~80 分),并对表现优秀的学生给予表扬。

实训内容 3　辅助语言实训

小张是一名实习护士,今天在门诊大厅担任导医工作。小李是一名教师,今天带着生病的母亲来医院看病。老人的主要症状是头晕,同时伴有恶心、呕吐。因为不知道该去哪个科室挂号,所以小李找到导医护士小张请她帮忙。

【实训目的】

1.通过实训,了解辅助语言在沟通中的重要性,学会正确地使用辅助语言。

2.通过角色扮演的方式,完成实训任务,体会护理工作中的非语言沟通。

【实训准备】

1.用物准备

(1)场地:模拟病房(病床、床头桌)。

(2)道具:凳子。

2.环境准备　整洁、安静,光线良好,温湿度适宜。

3.学生准备

(1)学生着工作服,衣帽干净、整洁,举止得体。

(2)课前认真预习本次实训课的内容、要求和目的。

【实训方法】

按照自由组合的原则,将全班学生分成若干组,每组 3 人。

1.分析讨论　根据患者的具体情况,小组进行分析讨论,判定应该挂哪个科室的号就诊。

2.情景模拟　3 人分别扮演护士小张、小李和母亲的角色。扮演护士小张的学生分别用不同的语速和声调来回答小李的询问。结束后 3 人角色互换,交叉练习。

3.小组讨论　每位学生说出自己扮演小李和母亲时的感受,同时对扮演护士小张的学生进行评价。

4.教师点评　各小组将自己的感受向实训教师汇报,并由教师指导不同的语速和声调在非语言沟通中的作用;指导在临床护理工作中,应该如何正确运用辅助语言,更好地达到与患者沟通的目的。

【实训评价】

教师对每组学生的演示进行讲评,对本次的实训进行总结,根据学生的表现给出成绩,优秀(90~100 分)、良好(80~90 分)、合格(60~80 分),对表现优秀的学生给予表扬。

实训内容 4　非语言沟通综合实训

【实训目的】

通过实训,了解非语言沟通的影响因素,掌握各种非语言沟通方式的优缺点,并能在护理工作中恰当运用非语言沟通方式。

【实训准备】

1.教师准备　提前与实习医院做好沟通联系。

2.学生准备

(1)学生着工作服,衣帽干净、整洁,举止得体。

(2)课前认真预习本次实训课的内容、要求和目的。

【实训方法】

1.由实训教师组织,以小组为单位前往医院进行见习,对临床一线护士的言行进行观察、记录。

2.发现、总结临床护士的非语言沟通情况。

3.比较各小组总结的非语言沟通情况是否一致,并指出其中规范与错误的地方。

【实训评价】

教师对每组学生的观察报告进行讲评,对本次的实训进行总结,根据学生的表现给出成绩,优秀(90～100分)、良好(80～90分)、合格(60～80分),对表现优秀的学生给予表扬。

(杨素夏)

实训五　护士沟通技巧训练

实训内容1　糖尿病患者的健康教育

患者李阿姨,60岁,因高血压入院治疗。入院后看到病房内病友出现心绞痛、脑出血、慢性肾衰竭等并发症时,非常担心预后,整天唉声叹气。请你运用学过的言谈的基本礼仪和技巧与患者进行沟通。

【实训目的】

1.培养学生严谨认真的学习态度,塑造良好的护士职业形象。

2.熟练掌握护士言谈的基本礼仪和技巧。

3.学会在护理工作中运用护患交流的方法,结合实际情况,与患者进行有效的沟通。

【实训准备】

1.环境准备　模拟病房或病区。

2.物品准备　根据情景设置的需要准备相应用物,如病例夹、治疗车等。

3.学生准备

(1)衣帽整齐,着装整洁,仪表端庄,符合护士行为规范要求。

(2)复习第五章言谈礼仪内容。

(3)角色扮演:全班分为2大组,每组2～4人,每组根据案例内容编排角色。

4.案例准备

(1)小玲,医院消化内科的护士。今天上主班,一上班就接待了一位患有消化性溃疡的20岁青年小王。请你运用学过的言谈的基本礼仪和技巧为患者做好入院宣教。

(2)患者王小姐,32岁,是一位被诊断为乳腺癌早期的年轻女性。在得知自己的病情诊断后,非常伤心,一直在病房内轻声哭泣。请你运用学过的言谈的基本礼仪和技巧与患者进行沟通。

(3)患者李阿姨,60岁,因高血压入院治疗。入院后看到病房内病友出现心绞痛、脑出血、慢性肾衰竭等并发症时,非常担心预后,整天唉声叹气。请你运用学过的言谈的基本礼仪和技巧与患者进行沟通。

【实训方法】

1.教师示范,对病例内容进行分析讲解,按照言谈礼仪要求,教师扮演护士,两位学生分别扮演患者及其家属,边演示边讲解言谈的要领和注意事项。

2.将学生分成若干组,每组4～6人。教师根据案例内容提出要求,实训组学生采用角色扮演的形式分组练习。评议组学生进行评议。教师在学生练习过程中若发现问题及时指导。

3.实训组和评议组互换角色,原评议组进行角色扮演,原实训组进行评议。

4.角色分配:护士(小王)、陈先生、陈先生女儿。

5.实训场景:模拟病房。

小王:"陈先生,您好,我是您的责任护士王丽,您叫我小王就可以,从今天开始到您出院,都由我来照顾您。"

陈先生(坐在床上):"哦!"

小王:"在这段时间,我将协助您接受各种检查,并负责解答您的相关问题。"

……(请学生完成沟通过程)

6.每组推荐一小组进行演示,组内成员、全班学生和教师分别进行评价。

【实训评价】

教师对每组学生的演示进行讲评,对本次的实训给予总结,根据学生的表现给出成绩,分别为优秀(90~100分)、良好(80~90分)、合格(60~80分),并对表现优秀的学生提出表扬。

(林琳)

实训六　治疗性沟通训练

实训内容 1　糖尿病患者的健康教育

陈某,男,大专文化,工程师,70岁,已退休,身高 168 cm,体重 60 kg,因多饮、多尿、多食、乏力、体重下降 2 个月来院就诊。查空腹血糖 11.2 mmol/L,餐后血糖 20 mmol/L,尿糖(+++)。诊断为Ⅱ型糖尿病,于当日住进糖尿病专科。入院评估:患者心理呈紧张焦虑状态,有吸烟史,每日 10 支,已 30 余年。血压 143/82 mmHg,心电图检查、心脏超声检查均未见异常。患者入院后,责任护士小王热情接待,通知医生来诊查患者,建立住院病历并填写相关表格。目前责任护士小王准备为患者进行入院宣教。

【实训目的】

1.充分理解治疗性沟通的含义,掌握治疗性沟通的方法,尝试利用专业知识为糖尿病患者及其家属提供健康指导,满足患者需要。

2.通过角色扮演的方式,完成实训任务,体会护理工作中治疗性沟通的过程。

【实训准备】

1.用物准备

(1)场地:模拟病房(病床、床头桌)。

(2)道具:护理评估单、笔。

2.环境准备　整洁、安静,光线良好,温湿度适宜。

3.学生准备

(1)学生着工作服,衣帽干净整洁,举止得体。

(2)课前认真预习本次实训课的内容、要求和目的。

【实训方法】

1.教师首先对病案内容进行分析讲解,然后将同学分成若干组,每组 4~6 人。

2.实训组学生进行角色扮演,评议组进行评议。

3.实训组和评议组互换角色,原评议组进行角色扮演,原实训组进行评议。

4.角色分配:责任护士(小张)、陈先生、陈先生女儿。

5.实训场景:模拟病房。

责任护士:"陈先生,您好,我是您的责任护士王丽,您叫我小王就可以,从今天开始到您出院,都由我来照顾您。"

陈先生(坐在床上):"哦!"

责任护士:"在这段时间,我将协助您接受各种检查,并负责解答您的相关问题。"

……(请学生完成沟通过程)

【实训评价】

教师对每组学生的演示进行讲评,对本次的实训给予总结,根据学生的表现给出成绩,分别为优秀(90~100分)、良好(80~90分)、合格(60~80分),并对表现优秀的学生提出表扬。

实训内容2 与不配合患者的治疗性沟通

张某,女,小学文化,农民,60岁,身高161 cm,体重67 kg。八年前发现右侧乳房有肿块,前几日发现肿块长大,由女儿送入院。触诊肿块3 cm×4 cm,呈不规则形状,无压痛,边缘清楚,偶有乳头溢液,与周围组织无粘连。收住入乳腺外科进一步检查诊断。入院后患者心理呈紧张焦虑状态,一直要求出院。医生医嘱:血常规、肿瘤标志物等抽血检查项目,乳房彩超、乳房钼靶X线检查。

接到医嘱你来到病房准备给患者抽血,并把预约好的放射科检查时间告知患者。但是患者非常不配合,认为抽血就是把人的精神抽出来,听说X线有辐射不愿意检查,还一直要求出院。你如何通过良好的沟通来顺利说服患者配合?

【实训目的】

1.充分理解治疗性沟通的含义,掌握治疗性沟通的方法,尝试利用专业知识为患者及其家属提供专业指导,解决护患沟通中遇到的问题。

2.通过角色扮演的方式,完成实训任务,解决护患矛盾,体会护理工作中治疗性沟通的过程。

【实训准备】

1.用物准备

(1)场地:模拟病房(病床、床头桌)。

(2)道具:护理抽血操作用物,放射科检查预约单。

2.环境准备 整洁、安静,光线良好,温湿度适宜。

3.学生准备

(1)学生着工作服,衣帽干净整洁,举止得体。

(2)课前认真预习本次实训课的内容、要求和目的。

【实训方法】

1.教师首先对病案内容进行分析讲解,然后将学生分成若干组,每组4～6人。

2.实训组学生进行角色扮演,评议组进行评议。

3.实训组和评议组互换角色,原评议组进行角色扮演,原实训组进行评议。

4.角色分配:责任护士(小王)、张某、张某女儿。

5.实训场景:模拟病房

责任护士:"张阿姨,您好,我是您的责任护士王丽,您叫我小王就可以,这是您的彩超和X线检查单,下午我来带您去检查。现在我要先给您抽血。"

张某(坐在床上,身体前倾,显得很紧张):"X线是啥,是不是有辐射啊? 这个有毒的。还要抽血,血怎么好抽呢,那可是人的精神。"

张某(对女儿说):"你看吧,我说不要住院的,还要辐射,还要抽血,我又没什么大毛病,这个疙瘩都长了好多年了,不是什么事都没有嘛?"

……(请学生完成沟通过程)

【实训评价】

教师对每组学生的演示进行讲评,对本次的实训给予总结,根据学生的表现给出成绩,分别为优秀(90～100分)、良好(80～90分)、合格(60～80分),并对表现优秀的学生提出表扬。

(龚丽君 韩俊)

实训七 病房基本护理礼仪规范

何某,男,小学文化,建筑工人,56岁,身高172 cm,体重65 kg,主诉:2小时前左手食指切割伤,当即感伤处疼痛伴出血、末节离断,当时无晕厥、心慌、胸闷、气急、头晕、恶心、呕吐、腹痛等其他特殊不适,自行简单包扎,急诊完善胸片及患肢 X 线,为求进一步治疗,遂以"左手食指离断伤"收入院。入院评估:患者呈疼痛面容,视觉模拟疼痛评分(VAS)为 7 分,患者及其家属极度焦虑、恐惧,催促护士让医生赶紧手术治疗。患者入院后,责任护士小吴热情接待了他,立即通知医生来诊查患者,建立住院病历并填写相关表格,积极完善术前准备。

【实训目的】

1.通过角色扮演的方式,学习如何做好科学的术前宣教,稳定患者及其家属的情绪,术后及时告知手术效果,及时帮助患者缓解疼痛,鼓励患者积极面对术后特殊情况。

2.护理人员不仅要掌握娴熟、高超的护理技术,还应具备丰富的人文知识和良好的行为规范。

【实训准备】

1.用物准备

(1)场地:模拟病房(病床、床头桌)。

(2)道具:护理评估单、笔。

2.环境准备　整洁、安静,光线良好,温湿度适宜。

3.学生准备

(1)学生着工作服,衣帽干净整洁,举止得体。

(2)课前认真预习本次实训课的内容、要求和目的。

【实训方法】

1.教师首先对病案内容进行分析讲解,然后将学生分成若干组,每组 4～6 人。

2.实训组学生进行角色扮演,评议组进行评议。

3.实训组和评议组互换角色,原评议组进行角色扮演,原实训组进行评议。

4.角色分配:责任护士(小吴)、何先生、何先生妻子。

5.实训场景:模拟病房。

何先生妻子拿着包着断指的纱布焦急地说:"护士,快! 赶紧去叫医生来给我老公做手术,流了好多血了! 这要赶紧接上才行啊,不然耽误了手术时间,接不上了可怎么办呀?!"

小吴:"何先生您好,我是您的责任护士吴小月,刚才已经跟您的管床医生联系过了,他马上就过来,您先不要着急,断指再植的最佳时间一般为 6～8 小时,我看您手指已经简单包扎过了,现在您需要把患肢抬高,尽量高于心脏水平,而断指需要低温保存,您先交给我来妥善保管,然后积极配合我们做好术前准备,我们才能尽早地完成手术……"

何先生:"好的,那就麻烦你了! 我想快点做手术,保住手指!"

小吴:"您放心,我们科室做过很多类似的手术,一定会尽力帮您保住手指的。那您先把病人服换上,然后我来给您做个心电图……"

……(请学生完成仪礼规范过程)

【实训评价】

教师对每组学生的演示进行讲评,对本次的实训给予总结,根据学生的表现给出成绩,分别为优秀(90～100 分)、良好(80～90 分)、合格(60～80 分),并对表现优秀的学生提出表扬。

(刘娟)

参考文献

［1］　吕月桂,李收,丁亚军.护理礼仪与人际沟通［M］.武汉:华中科技大学出版社,2017.

［2］　王红力,胡若男,吴淑君.护理礼仪与人际沟通［M］.武汉:华中科技大学出版社,2018.

［3］　罗先武,王冉.2023 全国护士执业资格考试轻松过［M］.北京:人民卫生出版社,2022.

［4］　李华琼,宋丽华.护理礼仪与人际沟通［M］.北京:人民卫生出版社,2019.

［5］　李晓乾,苟敏,陈红.护理礼仪与人际沟通［M］.上海:第二军医大学出版社,2018.